HYGIÈNE ET MALADIES

DES ENFANTS.

Paris. — Imp. de MOQUET, rue de la Harpe, 90.

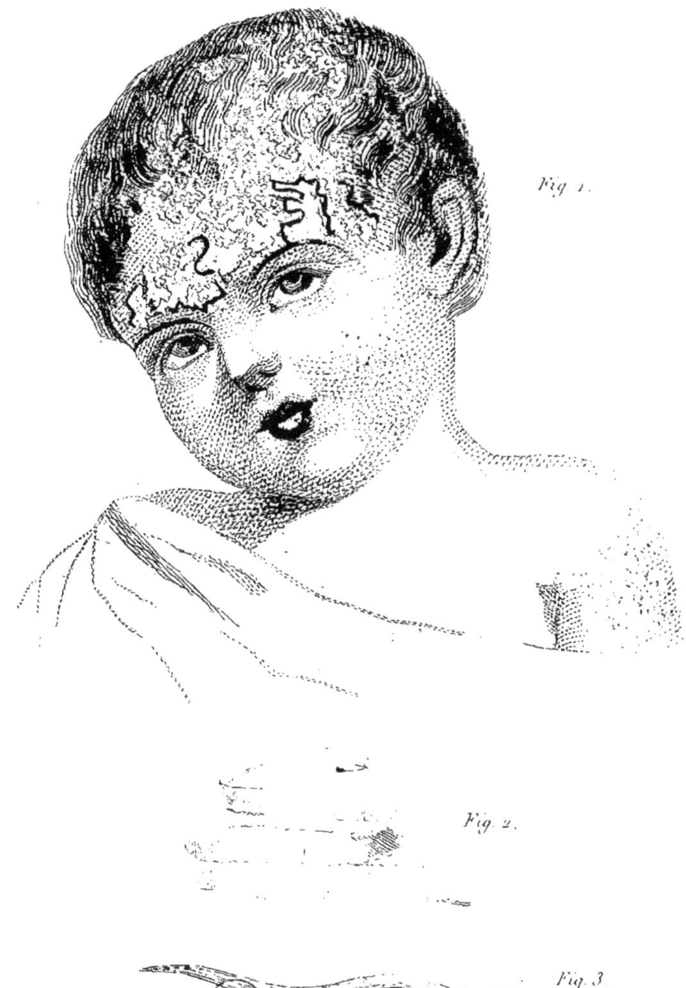

E. Mathieu del et sc

1 Gourme, 2 Ver solitaire, 3 Ascaride

HYGIÈNE ET MALADIES

DES

ENFANTS,

PAR

H. CROSILHES,

DOCTEUR EN MÉDECINE DE LA FACULTÉ DE PARIS, PROFESSEUR D'ANATOMIE,
MEMBRE DE PLUSIEURS SOCIÉTÉS SAVANTES.

orné d'une planche sur acier, coloriée.

PRIX : 1 FRANC 50 CENTIMES.

PARIS.

MOQUET, LIBRAIRE ÉDITEUR,

RUE DE LA HARPE, 90.

1850

HYGIÈNE DES ENFANTS.

« Les deux époques extrêmes de la vie, dit le professeur Rostan, nous touchent par leur faiblesse : nous portons à l'une l'intérêt qu'inspire l'espérance ; la reconnaissance nous unit à l'autre. L'enfant entre dans la carrière qu'il promet d'embellir de ses vertus et de son talent, le vieillard va bientôt en sortir après avoir payé son tribut d'utilité par ses talents et ses vertus. » Aussi, en raison de cette faiblesse évidente, l'hygiène prescrit-elle des soins tout spéciaux pour l'homme aux deux limites de son existence. Ceux qui concernent les enfants doivent seuls nous occuper ici, et cette étude présente un intérêt capital.

On l'a dit bien des fois, et nous ne saurions trop le répéter, car malheureusement cette grande vérité semble être de plus en plus méconnue : La santé de l'homme dépend des soins hygiéniques qu'il reçoit à son entrée dans le monde. Certes, il est des enfants qui sont marqués en naissant du sceau de la fatalité : ils portent avec eux un vice originel, triste héritage de parents débauchés ou valétudinaires. Une hygiène bien entendue est parvenue quelquefois à modifier avantageusement ces prédestinations morbides, à changer presque la nature de ces tempéraments, tant les soins, tant les impressions reçues à cet âge où la vie est pour ainsi dire esquissée, ont une action puissante sur la direction des forces vitales, sur la marche et le développement des fonctions à l'aide desquelles l'organisation se perfectionne et acquiert insensiblement les caractères qui la distingueront pendant toute la vie de l'individu. Quelquefois et trop souvent les soins ont échoué, l'enfant a conservé sa tache originelle. Mais si nous faisons abstraction de ces malheureuses créatures, combien ne verrons-nous pas de pauvres enfants qui, nés de parents parfaitement sains, et sous les meilleures conditions de vie et de santé, traînent péniblement une chétive existence dont la terminaison a lieu presque tou-

1

jours de bonne heure ; infortunés qui quittent la vie après avoir été continuellement à charge et à eux-mêmes et aux autres ! Eh bien ! si nous recherchions la cause de ces violences imposées à la nature, de ces fausses routes, de ces morts prématurées, nous la trouverions le plus souvent dans l'absence de soins hygiéniques ou dans leur direction mal entendue. Depuis que la plupart des mères, dans nos villes du moins, pour des raisons presque toujours inacceptables et quelquefois monstrueuses, n'ont pas craint de briser les lois sacrées de la nature en refusant leur lait à l'enfant qu'elles avaient jusqu'alors involontairement nourri de leur sang, nous sommes tous les jours appelé à constater les faits les plus déplorables. Quand une femme est atteinte d'une maladie transmissible par hérédité, telle que la syphilis, les scrofules, la phthisie pulmonaire, les dartres, etc. ; quand elle est, quoique parfaitement saine, d'une faible constitution ; quand des circonstances majeures présentent une contre-indication formelle, comme la sécrétion insuffisante du lait, l'habitation dans des lieux malsains, etc., nous sommes des premiers à conseiller l'éloignement de l'enfant du sein maternel. Mais dans tous les autres cas, nous insistons avec la force que nous donnent et l'expérience et la raison pour recommander aux femmes de remplir les devoirs de la nature à l'égard de leurs enfants. Les animaux les plus féroces allaitent leur progéniture avec amour, la femme à l'état sauvage aimerait mieux perdre la vie que de céder à un autre le soin de nourrir son nouveau-né. Voilà la nature, voilà son admirable instinct ! Mais la civilisation est arrivée avec son cortége de raisonnements plus ou moins spécieux, et devant cette armée de paradoxes, que pouvait la nature dans sa simplicité Ses cris ont été bientôt étouffés ; les sentiments les plus vrais, les plus purs, ceux de la maternité, se sont affaiblis, pour s'évanouir même complétement dans un grand nombre de cas. La civilisation inventa des mères à prix d'argent, et, nous en avons la conviction, ce ne fut point là une des causes les moins actives de la dégénérescence incessante de l'espèce humaine. Si nous ouvrons l'histoire, nous verrons qu'à toutes les époques, non seulement les médecins, mais des littérateurs consciencieux et éloquents ont fait de grands efforts pour raviver les sentiments maternels amortis et presque éteints par les préjugés et les exigences de la civilisation. Les bornes de cet opuscule ne nous permettent pas de transcrire ici l'admirable discours qu'Aulu-Gelle met dans la bouche d'un citoyen romain, et nous le regrettons vivement, car ces paroles devraient être entendues de toutes les mères qui restent encore insensibles au cri de la nature. Mais, sans remonter si haut, un auteur du dernier siècle, J. J. Rousseau, dans un ouvrage dont nous sommes loin d'approuver toutes les doctrines, s'élève avec force contre les mères qui, sourdes à la voix de la nature, laissent à d'autres femmes le soin d'élever leurs enfants.

La perspective d'une foule de maladies, à la suite d'une pareille négation des devoirs les plus sacrés, devrait au moins servir de frein aux mères égoïstes ou indifférentes, car il ne faut pas croire que cette soustraction aux devoirs de la nature soit toujours impunie. Des accidents sur la gravité desquels nous n'avons pas besoin d'insister surviennent au contraire assez fréquemment pour que les femmes doivent craindre par dessus tout de s'y exposer. Quant aux mères qui, chérissant leur enfant au-delà de toute expression, refusent le rôle de nourrice pour des raisons non acceptables, nous avons dit et nous le répétons, qu'à elles seules on doit imputer l'état valétudinaire de leurs enfants, état sur lequel elles gémiront plus tard sans pouvoir y porter remède dans la plupart des cas.

Admettons que la mère ne puisse pas nourrir son enfant. Deux voies lui sont ouvertes : le choix d'une nourrice ou l'allaitement artificiel. La première offre tant de difficultés qu'on ne peut jamais se flatter de bien réussir. Les limites étroites de cet ouvrage, et nous le regrettons sincèrement, ne nous permettent pas d'entrer dans le détail des qualités qu'on doit exiger d'une nourrice ; on verrait combien peu méritent d'être choisies. Si la mère habitait la campagne ou le faubourg d'une ville bien aérée, si elle avait à sa disposition du lait pur et frais, nous lui conseillerions sans hésiter de préférer l'allaitement artificiel, car si l'enfant perd d'un côté, il gagnera beaucoup de l'autre par les soins assidus que lui prodiguera sa mère. Il est des contrées où presque tous les enfants sont nourris de cette manière, et on les élève parfaitement au moyen d'un de ces biberons qu'on a perfectionnés depuis quelque temps. Ces instruments doivent être maintenus dans un état de propreté parfaite ; ils seront donc lavés chaque fois que l'enfant aura tété. Quelques personnes préfèrent, et nous ne serions pas éloigné de partager leur avis, l'allaitement par une chèvre ; l'enfant saisit parfaitement les trayons de l'animal, et il a l'avantage de se nourrir de lait pur et toujours à la même température. Il s'agit seulement de modérer dans les premiers temps les mouvements de la chèvre ; dès qu'elle est habituée à ce manège, elle s'y prête avec facilité et semble prendre même de l'intérêt à son nourrisson. Nous n'avons pas besoin de réfuter ce préjugé qui attribue au lait de chèvre la propriété de transmettre aux enfants le caractère vif et bizarre de ces animaux. Entrons plus spécialement dans notre sujet.

La nature n'a rien fait en vain. Quelques personnes s'imaginent que le lait séreux et peu coloré fourni par la mamelle dans les premiers moments qui suivent l'accouchement est impropre à la nutrition de l'enfant. C'est une erreur d'autant plus grave que ce liquide, en raison même de sa consistance et de ses propriétés laxatives, convient parfaitement au nouveau-né dont les besoins sont faibles, dont l'intestin se trouve chargé d'une matière excrémentitielle connue sous le nom de *méconium*. Au bout de quelques jours, lorsque cette évacuation a eu lieu, lorsque l'enfant éprouve des besoins plus marqués, le lait devient plus consistant et prend sa couleur caractéristique. Ce liquide, chez les nourrices mercenaires, n'offre point les avantages dont nous venons de parler, et cela est si vrai qu'on est obligé de donner quelquefois aux enfants nourris par elles, dès les premiers jours après la naissance, quelques laxatifs pour expulser le méconium.

Le nouveau-né prend peu de nourriture à la fois; mais, dans son langage, il en demande souvent. Est-il convenable de régler les heures auxquelles on doit lui donner à téter? Une femme de notre connaissance, plus jalouse de sa commodité que du bien-être de son nourrisson, voulut, malgré nos conseils, le soumettre à une pareille règle. Sa résolution prise, rien ne put l'ébranler, ni les vagissements du pauvre affamé, ni les prières de ses parents, et nous eûmes la douleur de voir dépérir chaque jour un enfant né avec toutes les conditions de vie et de santé. Enfin, cet état s'aggravant, le mari interposa son autorité ; mais on ne put vaincre l'obstination de cette femme, et l'enfant fut confié à une nourrice étrangère. Il était trop tard ; malgré les soins les plus assidus, il ne tarda point à succomber. Nous ne croyons pas qu'il soit possible de fixer à l'avance les moments de la journée où l'enfant devra prendre le sein. Quelques nourrissons robustes, appartenant à des mères de forte constitution, ont l'avantage de pouvoir être réglés sur ce point d'une manière presque parfaite ; mais en général ces petits enfants ont des besoins incessants, et il faudrait être barbare, cruel, pour les soumettre à des privations désorganisatrices.

Doit-on, comme le font beaucoup de nourrices, appuyer l'allaitement par quelques substances nutritives, des fécules, des crêmes, etc....? Quand la mère est capable de fournir à l'enfant un lait assez nutritif, assez abondant, nous croyons qu'elle doit se dispenser de ces adjuvants ; mais lorsque l'allaitement lui devient pénible ; lorsque, malgré tout son dévouement, elle ne peut pas satisfaire aux exigences de son nourrisson, nous lui donnons le conseil de ne pas dépasser ses forces et d'avoir recours aux substances dont nous parlions plus haut. Il est bien entendu que nous les prescrivons dans ce cas seulement.

Nous parlons ici des premiers temps de la vie, car lorsque un enfant a acquis assez de développement pour exiger une nourriture plus substantielle, il est assez naturel que la mère cherche hors d'elle-même tous les moyens qui peuvent rendre son œuvre moins pénible. Malheureusement, par un laisser-aller impardonnable, la plupart des nourrices, afin de diminuer leur peine et de calmer les cris de l'enfant, sont trop disposées à recourir au mode d'alimentation dont nous venons de parler. Quant aux nourrices mercenaires, elles en abusent au grand préjudice de la santé des enfants. Guidées dans leur œuvre par l'intérêt seul, elles cherchent à se distraire le moins possible de leurs occupations journalières ; ce sont en général des femmes de la campagne, que les travaux des champs retiennent pendant toute la journée, et souvent loin de leur habitation. Le nourrisson a beau se plaindre ; sa mère empruntée a réglé d'avance les heures de la lactation : que lui importent les cris d'un enfant qui n'est pas le sien, cris que d'ailleurs elle n'entend pas ! Nous nous trompons : dans le plus grand nombre des cas l'enfant ne pleure point ; mais ce silence n'est pas plus rassurant pour sa santé. En effet, lorsque sa mère a daigné songer à lui, elle n'a point oublié qu'il fallait lui donner une nourriture assez substantielle pour le soutenir jusqu'à son retour des champs, et, indépendamment de son lait, elle l'a gorgé d'une bouillie toujours plus ou moins épaisse. L'enfant reste silencieux, s'assoupit, toutes les forces vitales semblent s'être réunies pour l'acte de la digestion, et cette sorte de prostration se prolonge jusqu'au moment où l'estomac a pu se débarrasser enfin des matières alimentaires qui le surchargeaient. Que de fois nous avons vu ces nourrices montrer avec orgueil des enfants élevés ainsi, livrant à la dérision les mères qui donnent tous leurs soins à l'allaitement ! Il est vrai que quelques uns de ces petits êtres offrent pour des yeux peu exercés toutes les conditions de santé ; mais ils n'en ont que les apparences, et leurs membres grêles sous la graisse qui les recouvre, leur ventre volumineux, obèse, tandis que la poitrine est étroite, affaissée, annoncent une constitution faible, un défaut d'harmonie dans le développement, sur la gravité duquel nous n'avons pas besoin d'insister.

Puisque nous en sommes sur le compte des nourrices mercenaires, il est un point sur lequel nous devons nous expliquer avec insistance : nous voulons parler de la mauvaise habitude qu'ont les femmes, dans les campagnes, d'infliger à leurs enfants cette espèce de supplice qu'on appelle le *maillot*. Nous avons vu dans le midi de la France, où cette coutume est tellement enracinée qu'on aura bien de la peine à la détruire, des enfants, roulés, empaquetés dans leurs langes à la manière des momies d'Egypte, supporter cette sorte de question pendant les cinq ou six premiers mois de leur existence. Leurs mères, dont la sollicitude était grande et réelle, auraient cru manquer à leurs devoirs en donnant quelques instants de liberté à ces pauvres esclaves. Une voix éloquente a justement flétri cet usage barbare. J.J. Rousseau a tracé les lignes suivantes qui devraient être connues de toutes les mères : « L'inaction, la contrainte où l'on retient les membres d'un enfant ne peuvent que l'empêcher de se fortifier, de croître et altérer sa constitution. Dans les lieux où l'on n'a point ces précautions extravagantes, les hommes sont tous grands, forts, bien proportionnés. Les pays où l'on emmaillotte les enfants sont ceux qui fourmillent de bossus, de boiteux, de cagneux, de noués, de rachitiques, de gens contrefaits de toute espèce. De peur que les corps ne se déforment par des mouvements libres, on se hâte de les déformer en les mettant en presse. On les rendrait volontiers perclus pour les empêcher de s'estropier. D'où vient cet usage déraisonnable ? d'un usage dénaturé. Depuis que les mères, méprisant leur premier devoir, n'ont plus voulu nourrir leurs enfants, il a fallu les confier à des femmes mercenaires, qui, se trouvant ainsi mères d'enfants étrangers pour qui la nature ne leur disait rien, n'ont cherché qu'à s'épargner de la peine. Il eût fallu veiller sans cesse sur un enfant en liberté ; mais quand il est bien lié, on le jette dans un coin sans s'embarrasser de ses cris. On prétend que les enfants en liberté pourraient prendre de mauvaises situations et se donner des mouvements capables de nuire à la bonne conformation de leurs membres. C'est là un de ces vains raisonnements de notre fausse sagesse, et que jamais aucune expérience n'a confirmé. De cette multitude d'enfants qui, chez des peuples plus sensés que nous, sont nourris dans toute la liberté de leurs membres, on n'en voit pas un seul qui se blesse ni s'estropie : ils ne sauraient donner à leurs mouvements la force qui peut les rendre dangereux, et quand ils prennent une situation violente, la douleur les avertit bientôt d'en changer. »

Nous sommes d'autant plus disposé à adopter l'opinion de Rousseau, que l'expérience est venue bien des fois la sanctionner sous nos yeux, et si nous avions à prescrire une règle de conduite pour les cas ordinaires, nous aurions recours aux recommandations du même auteur : « Au moment que l'enfant respire en sortant de ses enveloppes, ne souffrez pas qu'on lui en donne d'autres qui le tiennent plus à l'étroit. Point de têtières, point de bandes, point de maillot; des langes flottants et larges, qui laissent tous ses membres en liberté, et ne soient ni assez pesants pour gêner ses mouvements, ni assez chauds pour empêcher qu'il ne sente les impressions de l'air. Placez-le dans un grand berceau bien rembourré, où il puisse se mouvoir à l'aise et sans danger. Lorsqu'il commence à se fortifier, laissez-le ramper par la chambre, laissez-lui développer, étendre ses petits membres, vous le verrez se renforcer de jour en jour. Comparez-le avec un enfant emmailloté du même âge, vous serez étonné de la différence de leur progrès. » Dans les villes, on a compris en général tout l'avantage qu'on pouvait trouver dans l'exécution de ces conseils si raisonnables, car indépendamment de la liberté de mouvements qu'on donne à l'enfant, on se réserve une facilité extrême pour changer les langes souillés par l'urine et les matières fécales. Le maillot exigeant toujours un temps assez long pour sa disposition, les nourrices qui l'emploient ont une grande répugnance à défaire et refaire cet appareil ; l'enfant croupit souvent dans l'ordure, et nous n'avons pas besoin de dire que le contact prolongé de ces matières avec une peau d'une finesse extrême doit être douloureux et peut devenir très nuisible. Rousseau recommande d'envelopper l'enfant dans des langes qui ne l'empêchent pas de ressentir les impressions de l'air : il est bien entendu que ce n'est pas de l'air froid dont il veut parler, car tous les hygiénistes ont remarqué au contraire que le froid était une cause active de mortalité chez les nouveau-nés. On nous objectera peut-être que certains peuples ont l'habitude de donner un bain froid aux enfants immédiatement après la naissance, et que par cette pratique ils deviennent sains et robustes. Nous croyons sans peine que ceux qui résistent à cette coutume doivent avoir beaucoup de force ; mais combien en est-il qui succombent !

Le lit ne doit être ni trop chaud ni trop mou ; il sera placé de manière que la lumière arrive directement sur lui. Nous avons vu des enfants affectés de cette déviation des yeux qu'on appelle le *strabisme*, uniquement parce que leurs nourrices avaient négligé la précaution dont nous venons de parler. Obligés de tourner les yeux de côté pour percevoir les rayons lumineux, les muscles qui meuvent ces organes dans une certaine direction, acquièrent bientôt une action prédominante sur ceux qui les portent en sens contraire. De là un état morbide qui persiste pendant toute la vie. Nous avons expliqué ce mécanisme avec soin dans notre ouvrage intitulé : *Hygiène et maladies des yeux* (1), où nous avons donné les moyens d'y remédier. Par la même raison, on doit, autant que possible, se placer en face des enfants lorsqu'on excite leur attention pendant le séjour dans le berceau.

Les nourrices ont en général l'habitude de bercer les enfants pour faire cesser leurs pleurs ou pour les faire endormir. Cet usage est mauvais et souvent très préjudiciable, car les mouvements répétés peuvent déterminer des congestions de sang vers la tête. D'ailleurs, l'enfant s'habitue à ces manœuvres, et il ne peut plus s'endormir sans avoir été ballotté ainsi pendant un temps plus ou moins long ; mais les nourrices aiment mieux subir cette sujétion que de chercher à calmer des pleurs et des cris parfois très désagréables.

Puisque nous avons parlé du sommeil de l'enfant, il importe de toucher en passant à cette question. Nous avons vu en effet des mères effrayées de ce que leurs enfants tardaient à s'endormir, les bercer, les secouer avec persistance ; d'autres les réveiller parce que, selon elles, ils dormaient trop. C'est un tort dans les deux cas : on doit laisser l'enfant libre dans sa propension au sommeil. Il est bien entendu que nous parlons ici d'un individu à l'état de santé.

Dans le courant de cet ouvrage nous nous occuperons spécialement de la dentition que nous considérons comme un véritable état morbide, et on ne pourrait tracer ici les règles hygiéniques qui lui sont applicables sans entrer dans des explications dont la place sera mieux indiquée ailleurs.

Sans doute il importe d'exercer de bonne heure les membres de l'enfant, et nous comprenons la satisfaction éprouvée par les parents à l'aspect de ces êtres chéris qui commencent l'essai de leurs forces ; mais ce désir si naturel est quelquefois payé fort cher lorsqu'on veut le satisfaire trop tôt ou qu'on en abuse. A cet âge où l'organisation est encore si imparfaite, les

(1) Un vol. in-8° orné de trois gravures coloriées, Prix 1 fr. 50 c. Paris, MOQUET, libraire, rue Saint-Jacques 171, près du Panthéon.

os, en partie cartilagineux, ne peuvent soutenir un certain poids sans s'infléchir, et on comprend sans peine que le corps, reposant sur les extrémités inférieures, détermine une incurvation plus ou moins grande de ces parties, incurvation momentanée qui cesse avec la cause déterminante, mais qui peut persister quand cette cause agit plus longtemps. Nous savons bien qu'on cherche à diminuer l'effet du poids en soutenant l'enfant avec des lisières ou en l'emboîtant dans une espèce de chariot roulant sur les côtés duquel il peut trouver un appui ; mais ces moyens mécaniques ont de graves inconvénients, le dernier surtout. Les personnes qui élèvent des enfants ont beaucoup de tendance à en faire usage ; car il semble leur offrir l'avantage de favoriser les essais de progression de ces petits êtres, en les garantissant contre les chutes. Cela est vrai ; malheureusement c'est de ce grand avantage que naît l'inconvénient sur lequel nous appelons l'attention. On est si généralement porté à saisir avec ardeur tous les moyens à l'aide desquels on peut obtenir une trêve à l'assiduité réclamée par l'éducation de la première enfance, qu'on s'aveugle facilement sur les dangers de la prolongation d'un exercice trop fatigant. Nous avons vu des enfants éprouver tous les symptômes d'une congestion cérébrale, tomber même en syncope dans ce char où leurs parents les avaient trop longtemps laissés. Nous aimerions bien mieux qu'on suivît le précepte de Rousseau, en étendant l'enfant sur un tapis placé à terre, dans un endroit convenable. On ne doit nullement être effrayé de le voir ramper, marcher comme les animaux, en s'appuyant sur ses mains et sur ses pieds ; car cet exercice développe ses forces, et bientôt, pour peu qu'on lui vienne en aide en prenant des dispositions convenables, on le verra marcher seul beaucoup plus tôt qu'il ne l'aurait fait à l'aide de moyens mécaniques. Les chutes sont peu dangereuses à cet âge ; on les rendra d'ailleurs moins graves en plaçant l'enfant dans un lieu convenable. Assez généralement on a l'habitude d'entourer sa tête de bourrelets épais qui la compriment et par leur poids offrent de graves inconvénients. Nous n'hésiterions pas à proscrire ces appareils, car dans ces conditions ils sont plus nuisibles qu'utiles ; mais on les a perfectionnés en disposant tout simplement des lames de baleine en forme de couronne, de manière à conserver tous les avantages, toutes les garanties, sans avoir à redouter les dangers résultant du poids des anciens bourrelets et de la compression de la tête. Il serait à désirer que ce perfectionnement fût plus répandu, dans les campagnes surtout.

Peut-on fixer d'avance l'époque à laquelle on doit sevrer l'enfant? Certainement non : trop de circonstances viennent la faire varier pour que nous osions établir une règle immuable. Quelques personnes pensent que l'allaitement doit être continué jusqu'à l'éruption complète des vingt dents; c'était l'opinion des anciens, qui regardaient ce terme comme fixé par la nature. Cette manière de voir semble en effet la plus raisonnable; mais si on voulait la prendre pour règle et ne pas s'en départir, on s'exposerait à prolonger l'allaitement sans besoin, car souvent l'éruption des dernières dents est fort tardive. Nous croyons que, pour agir sagement, on devra se régler sur la constitution de l'enfant, sur son développement, sur la quantité de lait que fournit la mère, etc. De plus longues explications à ce sujet deviendraient inutiles; on ne peut prévoir à l'avance toutes les circonstances qui peuvent faire avancer ou reculer l'époque du sevrage.

Nous avons dit que les premiers aliments donnés à l'enfant se composaient de bouillies ou de fécules préparées avec du lait ou du bouillon gras : à l'époque du sevrage on a recours insensiblement à une nourriture substantielle, aux viandes bouillies ou rôties, au pain tendre et bien cuit. Nous ne saurions trop nous élever contre l'emploi des substances indigestes que les femmes de la campagne administrent à leurs enfants : nous avons vu souvent ces petits malheureux pantelants et suffoqués pendant le travail de la digestion, tant leur estomac avait peine à élaborer la grande quantité de pommes de terre ou de légumes secs dont on l'avait chargé. Les aliments et les fruits crus ou non mûrs sont la source d'un grand nombre de maladies, et les enfants, plus accessibles que les adultes aux causes morbides, doivent avoir aussi une alimentation plus en rapport avec la faiblesse de leurs organes. Nous proscrivons donc toutes les crudités. Il suit de ce que nous avons dit qu'on doit régler sagement le régime des enfants : ainsi il vaut beaucoup mieux leur donner peu et souvent, afin que la digestion soit moins laborieuse. Nous ne croyons pas qu'on doive fixer d'une manière absolue l'heure des repas, c'est-à-dire forcer l'enfant à manger quand il n'a pas faim ou lui refuser des aliments quand il en demande ; il vaut mieux dans ce cas s'en rapporter à ses besoins. Nous ne prétendons pas dire qu'on doive lui donner tous les aliments qu'il pourrait demander, bien au contraire ; car on l'exposerait à des accidents graves si on satisfaisait des exigences outrées ; nous ne parlons ici que de l'heure des repas.

Pendant le premier âge de la vie, et tant que les forces de l'enfant ne lui ont pas permis de se soutenir dans la station verticale, il a été pourvu de vêtements d'une forme commode et assez larges pour ne gêner en rien ses mouvements. Jusque là tout est bien, et il semblerait qu'on dût continuer à agir aussi sagement ; mais quand l'enfant commence à marcher d'une manière sûre ; quand ses parents, fiers de son développement progressif, veulent lui donner le vêtement qui doit désormais caractériser son sexe, comment se fait-il que, pour la vanité puérile de faire ressortir des formes gracieuses, ils cherchent à enrayer ce développement dont ils sont si fiers, en emprisonnant le corps dans des vêtements étroits et incommodes? Nous aimons à citer encore J. J. Rousseau :

« Les membres d'un corps qui croît doivent être tous au large dans leur vêtement ; rien ne doit gêner leurs mouvements ni leur accroissement ; rien de trop juste, rien qui colle au corps; point de ligature. Ce qu'il y a de mieux à faire est de les laisser en jaquette aussi longtemps qu'il est possible, puis de leur donner un vêtement fort large et de ne point se piquer de marquer leur taille, ce qui ne sert qu'à la déformer. Leurs défauts du corps et de l'esprit viennent presque tous de la même cause ; on veut les faire hommes avant le temps. » Il y a bien des vérités dans ces paroles du philosophe de Genève ; elles ont trouvé de l'écho chez toutes les personnes raisonnables, et, nous en avons la conviction, l'observation du précepte qu'elles formulent est une des principales causes du développement remarquable des enfants à la campagne ; mais dans les villes, l'homme semble faire abnégation de sa liberté pour courber la tête sous le joug impérieux d'un tyran qu'on appelle *la mode* : esclave soumis à des prescriptions souvent absurdes et quelquefois barbares, il n'hésite pas, quand le maître commande, à sacrifier ses goûts, ses préférences, pour le présent, et sa santé pour l'avenir.

L'enfant devrait au moins échapper à ces lois tyranniques; malheureusement il n'en est rien. L'espèce humaine est ainsi faite: dotée par le Créateur d'une liberté pleine et entière, elle n'en conserve aujourd'hui que les apparences; ce bienfait divin s'est évanoui sous le poids des chaînes dorées de la civilisation. Que de fois n'avons-nous pas gémi en voyant de jeunes garçons pincés dans des vêtements collants, de jeunes demoiselles emprisonnées déjà dans cette cuirasse meurtrière qu'on appelle le *corset!* Un amour-propre maternel bien coupable cherche à se satisfaire aux dépens de la nature ; l'aveuglement l'emporte sur la raison, et ces germes de vanité jetés si précocement dans le cœur de la jeune fille porteront plus tard des fruits bien amers. Nous avons dit ailleurs (1) quels effets désastreux le corset produisait sur les organes comprimés par lui, et nous pouvons affirmer que, mis en usage de très bonne heure, il est une des principales causes de la phthisie pulmonaire, par la gêne qu'il apporte dans les fonctions des organes respiratoires.

Il résulte des prescriptions ci-dessus que l'enfant doit être soumis, pour ainsi dire, dès sa naissance, à des exercices gymnastiques appropriés à son âge; c'est ainsi qu'il acquerra des forces et facilitera leur développement. Mais autant nous sommes porté à prescrire l'exercice aux enfants, autant nous nous élèverons contre le travail prématuré auquel on les condamne dans les grandes villes et dans les pays où règnent certaines industries. Confinés dans des ateliers insalubres en raison des matières mêmes qu'on emploie, des odeurs qu'elles dégagent ou des miasmes délétères résultant de l'entassement d'un grand nombre d'individus dans un local insuffisant, ces pauvres enfants s'étiolent et vieillissent avant l'âge. Le sordide égoïsme,

(1) *Hygiène et maladies de la poitrine et de la voix.* 1 vol. in-8°, orné de 2 gravures sur acier, coloriées. Prix : 1 fr. 25. Chez MOQUET.

la coupable cupidité de quelques privilégiés de la fortune spéculant sur la misère des classes inférieures, avaient poussé si loin cette exploitation de l'homme, que le gouvernement, effrayé et honteux d'un pareil scandale, a fait régler par une loi le travail des enfants dans les manufactures. Il était temps, car certaines contrées pouvaient à peine fournir à l'armée le contingent de recrutement! Malheureusement il y a de nombreuses infractions à cette loi, et cependant l'autorité devrait la faire appliquer dans toute sa rigueur, car, ainsi que le dit M. Lévy dans son traité d'Hygiène, « L'enfant, c'est la société; l'atelier, la fabrique, l'usine, c'est l'intérêt d'un seul. »

S'il est utile d'exciter de bonne heure les facultés physiques de l'enfant, doit-on agir de même sur ses facultés morales? Nous ne le pensons pas. Il est reconnu par tous les hygiénistes que le développement prématurément exagéré de l'intelligence agit toujours d'une manière plus ou moins désastreuse sur le développement organique, et que l'individu ainsi favorisé conserve rarement ses avantages pendant les autres périodes de sa vie. Que d'enfants regardés, en effet, comme des prodiges, n'ont été, dans leur âge adulte, que des hommes fort médiocres! Il ne faut donc pas, par un amour-propre déplacé, précipiter les progrès de leur éducation. Mais si les parents doivent, sous ce rapport, se confier à l'œuvre du temps et aux dispositions naturelles de leurs enfants convenablement stimulées, il est aussi de leur devoir de chercher à maîtriser des passions naissantes. Qu'on ne se le dissimule pas, le cerveau de l'enfant reçoit de vives impressions, et à défaut du raisonnement, l'instinct dirige ses actions; il importe donc de le régler, de le maîtriser de bonne heure, car des habitudes du jeune âge dépendent souvent celles de toute la vie. Certaines personnes, par un attachement bien mal entendu, aiment mieux supporter tous les caprices de leurs enfants que de leur imposer la moindre contrariété; nous déplorons leur erreur, et bien souvent nous avons été appelé à en constater les funestes effets quand la maladie venait à frapper ces êtres qui leur étaient si chers. Nous nous rappellerons toujours qu'un enfant de quatre ans, gâté ainsi par sa mère, est mort sous nos yeux, faute d'avoir voulu prendre un médicament qui devait lui sauver la vie. Habituée à satisfaire tous ses caprices, à ne jamais contrarier ses volontés les plus impérieuses, cette mère infortunée employa vainement tous les moyens imaginables pour vaincre les refus obstinés du petit malade; elle expia bien cruellement les torts qu'elle avait eus d'abdiquer son autorité maternelle par un amour mal entendu.

Nous avons dit que le cerveau de l'enfant était facilement impressionné ; nous voudrions donc que l'on ne cherchât jamais à exciter en lui de vives émotions. Tout ce qui peut causer de la frayeur doit être soigneusement écarté. On venait de raconter devant un enfant l'histoire effrayante de quelques brigands. Il se couche encore sous l'impression de ce récit terrible. Pendant la nuit, il croit voir la maison envahie, un de ces scélérats lève sur lui un grand sabre ; il pousse un cri et se réveille. La vision disparaît, mais en ce moment on fait du bruit dans la maison et sa frayeur redouble ; on ouvre la porte de la chambre, un homme s'avance vers le lit, entr'ouvre les rideaux. C'était son père qui, arrivant de voyage, s'empressait de venir l'embrasser : l'enfant ne répondit point à ses caresses, car il était en proie à d'horribles convulsions, et depuis ce jour néfaste il est sujet à des attaques d'épilepsie. Qu'on y prenne donc garde : notre recommandation est plus importante qu'on ne le pense généralement. Là se bornera notre travail, quoiqu'il y eût encore beaucoup à dire sur ce sujet si intéressant ; mais nous n'avons pas la prétention de faire ici une hygiène bien détaillée, et il nous suffira d'avoir exposé les points principaux pour que le lecteur intelligent remplisse nos lacunes.

Les parents, disions-nous plus haut, doivent chercher à maîtriser chez leurs enfants les passions naissantes. Qu'on les examine de près, et on verra, dominant presque toujours les autres, la jalousie, portée souvent à un point extrême. Tous les auteurs qui se sont occupés de l'homme à cette période de la vie ont fait la même remarque, et plusieurs d'entre eux ont rapporté des exemples d'enfants que l'exagération de ce faux sentiment avait conduits au tombeau. Nous pourrions ajouter à cette triste nomenclature plusieurs faits qui se sont passés sous nos yeux. On devra donc, c'est notre conviction intime, par une exception particulière, respecter la susceptibilité de l'enfant sous ce rapport. Les mères qui aiment leurs enfants, et celles-là seules liront cet ouvrage, n'ont pas besoin qu'on leur recommande de partager également leurs caresses. Nous avions pour mission d'éveiller leur sollicitude; l'amour maternel fera le reste.

MALADIES DES ENFANTS.

Les maladies qui attaquent les enfants sont si nombreuses qu'un médecin allemand, Hufeland, a pu dire : « Le tiers de tous les malades sont des enfants. » Mais de ces affections, les unes, telles que les vices de conformation, sont incurables et nécessitent impérieusement les secours du médecin, et nous n'aurons point à nous en occuper ; les autres sont communes aux adultes et aux enfants, avec des différences qui seront soigneusement indiquées ; enfin il en est qui leur sont spéciales, et à celles-là nous consacrerons un article selon leur importance. Les nouveau-nés ont leurs affections particulières dont nous devons parler tout d'abord.

MALADIES DES NOUVEAU-NÉS.

Au moment de la naissance, l'enfant présente souvent des meurtrissures, des taches connues vulgairement sous le nom de *bleus*, qui résultent des pressions éprouvées pendant le travail de l'accouchement. Ces taches sont sans importance ; mais lorsque l'accouchement a été laborieux, que l'enfant est resté longtemps au passage, il se forme, sur la partie comprimée, la face, le siége, les genoux, mais plus souvent le crâne, de véritables *tumeurs sanguines*, tantôt dures et élastiques, tantôt molles et conservant l'empreinte du doigt qui les déprime. Le plus souvent ces tumeurs disparaissent d'elles-mêmes au bout d'un temps plus ou moins long. On doit cependant aider leur résolution par l'application de compresses trempées dans de l'eau blanche ou dans une solution d'hydrochlorate d'ammoniaque, et si au bout d'un mois on n'en est pas venu à bout, il faut réclamer les secours du médecin.

Les plaques ou les excroissances diversement colorées qu'on connaît vulgairement sous le nom d'*envies*, par suite du préjugé populaire qui les attribue à des impressions diverses éprouvées par la

2

mère pendant la grossesse, doivent être respectées ; on ne pourrait le plus souvent les détruire sans danger. Il est pourtant certaines taches rougeâtres, quelquefois saillantes et même supportées par un pédicule, qui pourraient donner lieu à des ulcérations, à des écoulements de sang mortels : on pourrait prévenir ces accidents par l'application des liquides résolutifs dont nous parlions plus haut, par la compression ou, si ces moyens échouent, par la ligature, surtout lorsque la petite excroissance est supportée par un pédicule. On l'étreint alors par un fil double en nœud coulant.

A la suite d'un accouchement difficile, une moitié de la face reste paralysée : on s'en aperçoit lorsque l'enfant crie, car ses traits ne se contractent que d'un côté. Cet état ne doit inspirer aucune inquiétude, il n'est que momentané. S'il persistait pourtant pendant quelques jours, on pourrait faire de légères frictions sur la partie paralysée avec un morceau de flanelle imbibée d'alcool camphré affaibli.

On voit quelquefois, dans les mêmes circonstances, un enfoncement et même une fracture des os du crâne de l'enfant, surtout lorsque sa tête est volumineuse ou que les parties osseuses du bassin de la mère ont un vice de conformation qui les fait proéminer sur un point à l'intérieur. Ces lésions ont ordinairement pour siége le devant ou les côtés de la tête ; on les reconnaît à une dépression plus ou moins sensible sous le doigt qui explore ces parties. Les symptômes qu'on observe sont ceux de la compression du cerveau, l'assoupissement, les convulsions, la mort. On n'a rien à opposer à de pareils accidents : la nature doit faire tous les frais de la guérison.

Peu de temps après la naissance, il arrive parfois qu'un écoulement de sang a lieu par le cordon ombilical soit que la ligature ait été mal faite, soit par suite de tractions ou de tout autre accident. On comprend que cette perte de sang puisse être très-grave pour l'enfant. Nous avons été appelé, il y a quelques jours, pour un cas de ce genre : le fil dont s'était servi l'accoucheur s'était rompu, on ne sait comment, après son départ, et l'enfant était considérablement affaibli par la perte du sang. Nous nous procurâmes tout simplement du fil plus fort et nous liâmes solidement le cordon. On devrait se conduire de même en pareil cas.

Quelquefois, lorsque la partie du cordon séparée par la ligature s'est desséchée et est tombée, la cicatrice qu'elle laisse suppure pendant assez longtemps. On est obligé d'y remédier en lavant fréquemment la place avec de l'eau blanche ou en la recouvrant de cérat saturné. Le calomel en poudre, répandu sur la surface de la cicatrice, hâte sa dessiccation. Enfin cette cicatrice devient quelquefois le siége d'une inflammation très-dangereuse en raison de l'érysipèle qu'elle entraîne à sa suite. On doit se hâter de prévenir cet accident en plaçant sur la cicatrice un linge percé de petits trous et enduit de cérat, de recouvrir le ventre avec des cataplasmes de farine de lin; enfin de donner à l'enfant plusieurs bains par jour. Si l'érysipèle survenait malgré tous les soins, on dirigerait contre lui le traitement dont nous allons parler.

Les maladies de la peau qu'on observe chez les enfants sont en petit nombre et n'offrent rien de particulier : les plus fréquentes sont l'*érythème* (*), dû au contact de l'urine et des matières fécales, qui cède promptement à l'usage des lotions d'eau de guimauve et des soins de propreté; l'érysipèle qui s'accompagne de tous les symptômes dont nous avons donné la description dans le traité des maladies de la peau (*). Il siége principalement à l'ombilic, à la poitrine et aux membres; sa durée varie de six à douze jours. Des applications émollientes, des boissons adoucissantes suffisent seules quelquefois pour en venir à bout; mais si l'inflammation est considérable, si le pouls est très-accéléré, la peau chaude et sèche, on ne devra point hésiter à appliquer une ou deux sangsues à l'anus. Si enfin la maladie augmente, si l'érysipèle tend à devenir phlegmoneux, les secours du médcin sont indispensables. On voit assez fréquemment, chez les nouveau-nés, l'affection que nous avons déjà fait connaître (*) sous le nom de *pemphigus* : c'est une éruption d'ampoules remplies d'un liquide d'abord jaunâtre, puis rougeâtre, qui se termine toujours en formant des croûtes plus ou moins épaisses. Des applications émollientes, des bains, des boissons rafraîchissantes suffisent ordinairement pour le traitement.

Les enfants mal nourris, et par conséquent faibles, sont frappés quelquefois de la maladie que nous avons déjà décrite ailleurs (*)

(*) *Traité complet des Maladies de la Peau*, par le docteur H. CROSILHES, 1 vol. in-8°, orné de seize planches, gravées sur acier et coloriées avec soin. Prix, 5 fr. Paris, chez MOQUET, libraire, cour de Rohan, 3, passage du Commerce, et chez l'AUTEUR, rue Saint-Nicolas-d'Antin, 9.

sous les noms de *purpura*, *pourpre*, *maladie tachetée*. Elle se manifeste par des taches arrondies, d'un rouge violet, qui apparaissent sur la surface du corps. Dans les cas graves, les gencives, l'estomac et les organes internes sont le siége d'un écoulement de sang presque toujours mortel. Dans les cas simples, surtout lorsque l'enfant est faible, on doit se contenter de lui faire prendre quelques bains, de lui administrer des boissons adoucissantes et des lavements émollients, abandonnant à la nature le soin de la guérison.

La teinte jaune qui remplace quelquefois la coloration rouge de la peau chez les nouveau-nés ne doit être que mentionnée ; elle est sans gravité et n'exige aucun traitement.

Ce n'est point ici le lieu de s'occuper des éruptions qui ont pour cause la maladie vénérienne, transmise par les parents ; nous approfondirons cette question dans le traité spécial consacré à ces maladies.

Sous l'action de causes diverses, telles que le froid, la faiblesse de l'enfant, etc., une ou plusieurs parties du corps deviennent le siége d'une enflure avec empâtement sur lequel la pression forte des doigts détermine leur empreinte qui persiste pendant quelque temps. On doit dans ce cas exciter la peau par des frictions irritantes, par l'application de la laine très-chaude. Des bains chauds, fréquents et prolongés, nous ont suffi dans plusieurs cas pour dissiper cet accident. Si l'enfant présente tous les signes d'une constitution sanguine, il peut être utile d'appliquer une sangsue à l'anus.

On est extrêmement surpris, dans certains cas, de voir, quelques jours après la naissance, le ventre de l'enfant plus ou moins gonflé, et ce gonflement insolite s'accompagne de dégagement de gaz par l'anus et par la bouche, de constipation et même de vomissements. Nous nous exposons peut-être à ne pas être cru si nous disons que cet état morbide est causé le plus souvent par l'excès de sollicitude de la mère ou l'incurie de la nourrice : presque toujours, en effet, on ne peut l'attribuer qu'aux écarts ou aux irrégularités de régime de l'enfant. Il y a quelques jours, une femme dont nous connaissons toute la tendresse maternelle vint nous consulter pour un cas de ce genre : nous lui prescrivîmes de mettre un intervalle de deux ou trois heures entre un allaitement et le suivant, afin que l'enfant pût digérer convenablement le lait qu'il avait pris. Cette bonne dame hésitait, parce que, disait-elle, son enfant pleurait quand elle ne lui donnait pas le sein assez souvent; nous lui conseillâmes de calmer ses cris en lui administrant quelques cuillerées d'eau sucrée avec addition d'eau de fleur d'oranger; le ventre fut recouvert de cataplasmes de farine de lin. La constipation fut combattue par l'usage de deux cuillerées de sirop de chicorée, une le matin, l'autre le soir. On plongea l'enfant deux fois par jour dans un bain chaud, et dans très-peu de temps la mère vint nous annoncer la guérison complète, résultat heureux de ce traitement.

Nous ne ferons que mentionner en passant la gangrène qui survient chez les enfants dont la respiration et la circulation sont gênées. Les extrémités des membres deviennent alors le siége d'une congestion sanguine, elles sont froides, prennent une teinte violette, et la gangrène les envahit bientôt. Cette maladie exige de prompts secours, car elle est rapidement mortelle. On doit, en attendant l'arrivée du médecin, activer la circulation en exerçant des frictions sur la peau avec un morceau de flanelle; il est urgent d'appliquer en même temps une sangsue à l'anus, afin de diminuer un peu la quantité du sang.

Assez souvent les enfants qui viennent de naître ont les mamelles gonflées par l'accumulation d'une humeur qui peut déterminer de l'inflammation dans ces parties et même un abcès; mais ces derniers cas sont rares, surtout quand on a soin de recouvrir les mamelles avec des cataplasmes adoucissants.

Chez les petites filles on observe fréquemment un écoulement par les parties génitales d'un liquide blanc jaunâtre, qui inquiète fort souvent les gens du monde, surtout ceux dont la conduite n'a pas été toujours irréprochable. C'est en effet une chose assez vulgairement connue, que les maladies vénériennes sont transmises par les parents à leurs enfants, et voyant un écoulement d'assez mauvais aspect, on est généralement porté à le prendre pour un symptôme d'infection syphilitique; mais nous croyons pouvoir assurer que, dans presque tous les cas, cet accident est sans importance. On ne pourrait croire à une infection vénérienne que si la mère était sous le coup de cette infection au moment de la naissance de l'enfant. Presque toujours les soins de propreté et les lotions émollientes suffisent pour faire cesser cet écoulement; dans le cas où il résisterait, on aurait recours aux lotions astringentes d'eau blanche.

Les enfants nouveau-nés sont souvent affectés d'une *inflammation des yeux*, inflammation qui s'accompagne d'un écoulement de pus lorsqu'elle n'est pas arrêtée à son début. Quand elle est légère, elle consiste dans la rougeur et le gonflement des paupières; l'œil est tellement sensible que le contact de la lumière devient insupportable, aussi l'enfant tourne-t-il la tête du côté opposé au jour. Mais si la maladie est abandonnée à elle-même, la rougeur, la douleur, le gonflement font des progrès, et la suppuration ne tarde pas à s'établir. Le pus qui s'écoule, jaune ou verdâtre, est quelquefois mélangé de sang. L'inflammation, faisant de nouveaux progrès, se communique à la partie proéminente de l'œil qu'on appelle la *cornée*, qui perd sa transparence, finit par se ramollir, se perfore, et laisse écouler les parties internes de l'œil. La vision est alors tout-à-fait perdue. Cette maladie est ordinairement due à la malpropreté, à l'action d'un air froid et particulièrement des courants, à la difficulté de l'accouchement, à l'accumulation des enfants dans un lieu étroit, mal aéré, et dans ce cas, elle règne souvent épidémiquement, comme on l'observe dans les hôpitaux. Lorsque l'inflammation est simple, le lait de la nourrice, versé par le mamelon, entre les paupières de l'enfant, suffit pour amener la guérison au bout de quelques jours. Il en est autrement lorsque l'inflammation a acquis toute son intensité. Des lotions fréquentes avec de l'eau de guimauve ou de l'eau de roses suffisent quelquefois; mais on est souvent obligé de recourir au collyre de nitrate d'argent (5 ou 10 centigrammes pour 30 grammes d'eau), dont on fait pénétrer plusieurs gouttes entre les paupières, deux ou trois fois par jour. C'est même le meilleur moyen pour arrêter les progrès de l'inflammation : nous l'avons vu employer avec le plus grand succès par M. le professeur Dubois, à l'hôpital des Cliniques, et nous l'employons dans notre pratique avec le même résultat. Nous avons dit que les yeux ne pouvaient supporter la lumière, il faut les recouvrir d'un voile, placer l'enfant dans un berceau environné de rideaux verts, et lui tourner la tête du côté opposé au jour.

L'altération de la bouche, connue sous le nom de *muguet*, se présente assez souvent chez les enfants soumis à une mauvaise alimentation, exposés dans un lieu humide et mal aéré. Dans quelques cas on peut l'attribuer à la faiblesse particulière de l'enfant, aux efforts répétés de succion qu'il est obligé de faire pour se nourrir. Quoi qu'il en soit, l'enfant devient triste, pleure et se plaint presque continuellement; à l'agitation des membres inférieurs et du bas-ventre surtout, on reconnaît qu'il a des coliques. Une diarrhée abondante, d'un liquide jaune verdâtre, survient quelquefois après une constipation plus ou moins prolongée. La peau est brûlante, la soif vive, et cependant l'enfant, qui boit quelquefois avec avidité, refuse dans d'autres cas toute sorte de boisson. Si on regarde dans sa bouche, on aperçoit d'abord la langue rouge et gonflée, puis sur sa surface apparaissent de petits points blancs qui s'étendent bientôt sur les lèvres, sur le palais et sur les joues. La maladie peut s'arrêter là, se terminant par la chute des pellicules blanchâtres qui laissent à leur place de petites ulcérations dont la guérison ne se fait pas attendre. On observe assez souvent cette marche chez les enfants soumis à de bonnes conditions hygiéniques. Mais il en est bien autrement chez ceux qui sont dans un état opposé : la maladie fait des progrès continuels, les points blancs dont nous avons parlé se multiplient au point de se confondre, et forment des plaques qui se détachent, laissant au-dessous d'elles des plaies d'un rouge vif. Le visage est pâle, la langue prend une teinte jaunâtre. Le pouls est petit et très-agité; l'enfant éprouve une difficulté extrême pour la déglutition; il rejette presque toujours le lait qu'on lui fait prendre. L'anus et ses environs se couvrent d'une rougeur plus ou moins vive; sur diverses parties du corps apparaissent des abcès, des ulcérations qui deviennent gangréneuses dans les cas extrêmes. Alors l'enfant s'affaiblit de plus en plus, la déglutition devient impossible, et la mort ne tarde pas à terminer ses souffrances. Quand la terminaison doit être heureuse, au contraire, la langue et la bouche se dépouillent, se nettoient insensiblement, le pouls perd de sa force et de sa fréquence, le petit malade reprend le sein, le repos et le sommeil reviennent avec la santé. La durée ordinaire de cette affection est de douze à quinze jours; elle n'est point contagieuse.

Le traitement du muguet réclame des soins hygiéniques bien entendus : nous avons dit qu'on était souvent en droit d'attribuer cette maladie à l'exposition des enfants dans des lieux humides et mal aérés, on devra donc les soustraire d'abord à cette funeste influence. Lorsque le muguet est occasionné par la mauvaise alimentation de l'enfant, le changement de nourrice suffit seul quelquefois pour arrêter subitement la marche de l'affection. Nous avons été témoin de plusieurs cas très-remarquables. Il y a huit jours à peine, une femme d'une constitution faible, excellente mère, mais très-mauvaise nourrice, nous présenta son enfant atteint d'un muguet bien caractérisé. Indépendamment des dispositions de la mère, il y avait la circonstance d'habitation dans un lieu malsain. Nous prescrivîmes à cette femme de confier son enfant à une nourrice de la campagne, en lui recommandant de frictionner deux fois par jour les parties malades avec un mélange de miel et de borax réduit en poudre très-fine. On fit choix, le jour même, d'une grosse et joviale Bourguignonne qui l'emporta dans son pays. A peine arrivée, et malgré les tracasseries du voyage qui lui avaient fait oublier les frictions recommandées, elle s'aperçut, à sa grande joie, que la maladie avait complétement disparu. Des faits semblables ont d'ailleurs été rapportés par plusieurs de nos confrères, et la vérité de notre assertion est parfaitement démontrée. Les nourrices qui donnent à téter aux enfants atteints de muguet doivent, par prudence, laver le mamelon avec du vin aromatique dès que l'enfant l'a quitté; elles peuvent d'ailleurs être sans crainte, car il n'y a aucun danger. Le traitement pharmaceutique du muguet simple consiste dans des frictions avec le mélange sus-indiqué, ou dans des lotions avec de l'eau de guimauve et du miel rosat. Afin de mieux nettoyer la bouche on y ajoute environ un quart de la liqueur de Labarraque. On se sert, pour porter cette substance sur les parties malades, d'un petit pinceau en poil de blaireau, et on renouvelle cette opération cinq ou six fois par jour. Lorsque l'enfant ne peut pas téter, on lui donne de l'orge coupée avec un quart de lait. Lorsque les petits malades ne sont pas très-faibles, nous croyons qu'il est utile de ne point s'opposer à la diarrhée; dans le cas contraire, ou lorsqu'elle est trop abondante, on la calme ordinairement par l'administration du sirop de gomme pur par cuillerées à café, par des lavements d'eau de guimauve tenant en suspension une petite quantité d'amidon. Des bains fréquents calment l'irritation générale et font disparaître la rougeur des fesses et de l'anus; on peut recouvrir ces dernières parties avec du cérat opiacé, lorsque l'inflammation est assez considérable pour déterminer de la douleur. Les ulcérations doivent être pansées avec de l'eau blanche. Quant aux abcès ou dépôts, ils doivent être ouverts par le médecin, et pansés avec de la charpie enduite de cérat. Nous n'avons rien à dire de la gangrène qui peut survenir dans ce cas; on devra s'adresser au médecin, et nous conseillons fort de ne pas attendre que le malade soit réduit à cette extrémité.

Les *aphthes* qu'on observe chez les enfants débutent par une espèce d'ampoule dont la partie centrale se déchire bientôt pour donner issue à une matière blanchâtre ; puis elle s'affaise et laisse voir une ulcération dont les bords sont tantôt ronds, tantôt taillés à pic. Ils siégent ordinairement sur la face interne des lèvres, des joues, sur les gencives et sur les côtés de la langue. Le plus souvent ils sont disséminés et peu nombreux ; mais quelquefois ils se confondent et forment des plaques semblables à celles du muguet. Du reste, leur traitement est conforme à celui que nous avons indiqué pour cette affection.

Un vice de conformation assez fréquent chez les enfants, et le seul dont nous ayons à nous occuper ici, c'est l'extension du frein de la langue depuis sa pointe jusqu'au rebord alvéolaire des dents. Dans cet état l'enfant ne peut même avancer la langue sur le bord des lèvres ni la porter en haut vers la voûte du palais ; par conséquent la succion du mamelon lui devient impossible. Il est donc urgent de procéder sans délai à la section de ce frein. Cette opération n'est pas sans danger, surtout lorsqu'elle est exécutée par les mains des matrones, toujours disposées, même sans besoin, à *couper le filet* pour que l'enfant parle mieux. Il y a là, en effet, des artères et des veines qu'il importe fort de ménager. On les évitera en procédant de la manière suivante : le doigt indicateur de la main gauche est introduit dans la bouche, recourbé comme pour accrocher la mâchoire inférieure avec son extrémité. De cette manière, la langue se trouve soulevée et le frein tendu. Alors de la main droite on coupe, avec des ciseaux bien affilés, le frein au ras de la partie inférieure des dents et du rebord alvéolaire. La langue se trouve libre alors, et à peine s'écoule-t-il quelques gouttes de sang, tandis que cette opération simple peut donner lieu, quand elle est exécutée inhabilement ou sans précaution, à un écoulement de sang quelquefois mortel.

On voit assez souvent chez les enfants, soit au moment de la naissance, soit quelque temps après, des *hernies* ou, pour nous servir du nom vulgaire, des *efforts*. Tantôt c'est à l'aine, tantôt et plus fréquemment à l'ombilic qu'apparaissent ces hernies sous la forme d'une tumeur ronde qui cède à la pression et rentre dans le ventre. Elles sont dues à la sortie d'une partie de l'intestin par les anneaux aponévrotiques qui se trouvent dans ce point. Les hernies qui ont lieu à l'aine n'existent guère que chez les enfants du sexe masculin, et si on n'agissait pas avec beaucoup d'attention, on pourrait se méprendre, car les testicules, qui sortent du ventre pour descendre dans les bourses, s'arrêtent quelquefois au passage de l'anneau aponévrotique et simulent assez bien les lésions dont nous nous occupons. Il est toujours prudent de s'adresser au médecin dans ce cas. Quant à la hernie ombilicale, qui n'offre point les mêmes inconvénients, on devra, après l'avoir doucement refoulée dans le ventre, la maintenir par des compresses superposées et solidement assujetties par un bandage qui enveloppera le ventre comme une ceinture. Pour arriver à un heureux résultat, il faut deux choses : conserver cet appareil dans un état parfait de propreté, par conséquent le changer assez souvent, et avoir soin que la compression soit toujours exacte. Ce traitement est quelquefois fort long, car il n agit que d'une manière indirecte, et en venant en aide à la nature. Plus l'enfant est jeune, plus les chances de succès sont grandes.

Il nous reste à dire quelques mots sur les maladies des voies digestives chez le nouveau-né. « Le *vomissement*, ou mieux la régurgitation d'une partie du lait, n'a en général rien de fâcheux ; l'estomac ne se débarrasse ainsi que d'un superflu. Mais des vomissements glaireux et qui font rejeter la totalité des aliments causent bientôt le dépérissement de l'enfant : ils peuvent dépendre d'une mauvaise nourriture, d'une inflammation de l'estomac ou des intestins, de l'interruption du cours des matières fécales et exigent le traitement approprié à ces différentes maladies ; mais le plus ordinairement le changement seul de nourriture ou l'emploi d'un peu de magnésie, d'un léger laxatif suffisent pour les dissiper. La *diarrhée* n'est pas un signe constant d'inflammation des intestins ; elle peut être produite par une véritable indigestion, une mauvaise nourriture, un lait trop ancien, l'état de grossesse ou les affections de la nourrice, un sevrage trop précipité et des aliments solides donnés prématurément. Elle varie sous le rapport de la couleur et de la consistance des matières : la diarrhée jaune, écumeuse et fluide est très souvent accompagnée d'inflammation ; la diarrhée blanche et muqueuse est la plupart du temps produite par une augmentation de sécrétion de l'intestin ; mais, en général, les selles vertes sont regardées comme des signes d'inflammation assez vive. Ce symptôme s'accompagne presque toujours de rougeurs aux environs de l'anus, qu'il y ait ou non inflammation des intestins. Le sirop de gomme, les cataplasmes émollients, les lavements de mauve, l'eau de fleurs d'oranger, de tilleul, les bains entiers suffisent dans la plupart des cas pour calmer la diarrhée. Si les signes d'irritation intestinale sont bien évidents et résistent à ces moyens, il faut appliquer une sangsue soit à l'estomac, soit à l'anus, suivant l'indication. Dans la diarrhée chronique, au contraire, accompagnée d'une fièvre de consomption qui fait en peu de temps dépérir et mourir les enfants, il convient souvent d'employer quelques toniques et les astringents; mais ce à quoi il faut s'attacher surtout, c'est à éloigner les causes de la maladie, à changer l'enfant de lieu, à lui donner une nourriture plus saine, plus appropriée à son état et à son âge. Les *coliques* réclament le même traitement. Les *éructations* sont rarement fâcheuses; elles dépendent souvent de repas trop fréquents et trop capricieux, et indiquent une mauvaise digestion lorsqu'elles sont abondantes et répétées » (Chailly).

DE LA DENTITION.

Dans l'immense majorité des cas, les enfants viennent au monde sans dents; il en est pourtant qui, au moment de la naissance, en ont une ou plusieurs. Entre autres exemples que notre mémoire nous fournit, nous citerons ceux de Louis XIV et de Mirabeau. C'est ordinairement du sixième au dixième mois que commence la dentition. « Des symptômes locaux et généraux annoncent et accompagnent ce travail: le bord alvéolaire de la mâchoire s'élargit, des saillies correspondant aux alvéoles apparaissent sur sa face externe; les gencives se gonflent; l'enfant est inquiet, il pleure, il se plaint, perd le sommeil, refuse le sein, ou bien, au contraire, le prend avec une avidité inaccoutumée; il porte à sa bouche les doigts et tous les corps étrangers qu'il peut saisir; il les presse entre les gencives, et alors une salive abondante s'écoule; il se frotte les lèvres, le nez, les yeux, pour apaiser le prurit dont toutes ces parties sont le siége. Cet état, que ne complique du reste aucun trouble dans les fonctions, se prolonge plus ou moins longtemps. Alors les gencives deviennent mousses, d'un rouge vif, molles et très-douloureuses; de petites taches blanches se forment sur les points qui vont donner passage aux dents; l'agitation redouble; la peau est chaude, sèche, offre souvent, et principalement aux joues, des plaques rouges d'érythème (feux de dents), sur les membres quelques pustules, et surtout sur le visage et la tête des pustules croûteuses (croûtes de lait). La salivation devient de plus en plus abondante; l'enfant a une fièvre continue ou rémittente, une légère diarrhée, des vomissements, des mouvements convulsifs presque imperceptibles dans les muscles de la face et des yeux; enfin les taches blanches que nous avons indiquées sur les gencives se déchirent à leur centre, laissent apparaître une petite pointe osseuse, dont l'issue est bientôt suivie de celle de la couronne tout entière : alors tous les symptômes s'amendent peu à peu, cessent complétement et l'ordre est rétabli » (*Comp.*). Les auteurs qui viennent de nous fournir ce passage font remarquer avec raison qu'il n'y a aucune régularité dans la production de ces symptômes, qu'ils manquent même quelquefois entièrement. Nous connaissons plusieurs enfants qui n'ont manifesté aucun trouble pendant la durée de la dentition; mais le plus souvent les choses ne se passent pas aussi heureusement, et les accidents qui surviennent peuvent être assez graves pour mettre la vie en péril. La sortie des dents de devant occasionne moins de douleur que celle des grosses dents; mais ce sont surtout les canines, vulgairement *dents de l'œil*, qui offrent le plus de danger. Énumérons successivement ces accidents.

La fièvre est le plus fréquent : elle est ordinairement continue; quelquefois cependant elle revient par accès. L'inflammation des gencives a lieu aussi très-souvent, et on le conçoit sans peine, vu la congestion de ces parties. Les douleurs sont si vives que l'enfant pousse des cris continuels; son visage est rouge et bouffi. Si la maladie fait des progrès, elle gagne les autres parties de la bouche, et par suite du redoublement d'inflammation, les gencives laissent écouler du sang sur toute leur surface, ou bien des aphthes envahissent la cavité buccale et peuvent dégénérer en ulcérations gangréneuses. Nous nous sommes expliqué plus haut sur cette affection morbide, qui, du reste, se présente assez rarement en pareille circonstance.

On voit survenir souvent, surtout lors de l'éruption des dents canines, l'inflammation oculaire connue sous le nom de *conjonctivite* (*), inflammation qui peut se propager sur toute la surface de l'œil, déterminer l'ulcération de la cornée et compromettre gravement la vision. Il est donc important de s'y opposer de bonne heure ; mais ici le traitement diffère de celui qu'on met en usage chez l'adulte. Il semblerait rationnel en effet de recourir aux applications émollientes, aux émissions sanguines ; mais ce mode de traitement est la plupart du temps inutile, et la douleur, loin d'être calmée, redouble au contraire. Nous croyons, parce que l'expérience nous l'a appris, qu'il vaut beaucoup mieux avoir recours aux narcotiques, et dans ce but nous touchons plusieurs fois par jour la surface de l'œil avec un pinceau trempé dans le laudanum de Sydenham, puis nous le recouvrons avec une compresse imbibée du même liquide.

La sortie des dents canines donne lieu aussi à une *déviation des yeux*, qui louchent, en se portant soit en dehors, soit en dedans. Il n'y a rien à faire contre un pareil accident, qui cesse ordinairement dès que l'irritation occasionnée par le travail dentaire n'agit plus sympathiquement sur les nerfs de l'œil, ou du moins au bout de peu de temps.

La *diarrhée* qui accompagne la dentition, loin d'être un symptôme fâcheux, est au contraire très-favorable lorsqu'elle est modérée (cinq ou six selles par jour) ; car on a vu des accidents très-redoutables, la fièvre et les convulsions, cesser presque subitement chez des enfants lorsque la diarrhée survenait. La constipation est redoutable parce qu'elle détermine des accidents du côté du cerveau ; aussi recommandons-nous avec instance qu'on s'y oppose promptement en administrant au petit malade un peu de manne dissoute dans du lait. Mais si la diarrhée est favorable quand elle est modérée, elle pourrait être dangereuse par son intensité : si donc les selles étaient très-nombreuses, les matières rendues noires ou sanguinolentes, il faudrait modifier cet état par des lavements de lait ou d'eau de guimauve et de têtes de pavot. On doit surtout alors régler l'alimentation des enfants, car les écarts de régime sont la principale cause de l'augmentation de la diarrhée, par suite d'une inflammation intestinale qui est malheureusement trop souvent suivie de

(*) Voyez *Hygiène et Maladies des Yeux*, par H. CROSILHES, 1 vol. in-8°, orné de trois planches coloriées. Prix, 1 fr. 50 cent.

mort. Arrivons à l'accident le plus redoutable, c'est-à-dire aux convulsions.

Les *convulsions* sont assez fréquentes chez les enfants à l'époque de la dentition ; elles dépendent le plus souvent d'une congestion cérébrale, congestion qui peut être déterminée par la difficulté de l'éruption dentaire, quelle qu'en soit la cause. L'enfant qui va être pris de convulsions présente des symptômes avant-coureurs dont l'apparition trompe rarement : il cesse de dormir, son visage change fréquemment de couleur, la moindre chose l'effraie, ses lèvres deviennent tremblotantes, de légers grincements de dents se font entendre, les convulsions ne tardent pas à commencer. « L'enfant est pris subitement de mouvements singulièrement variés : le corps se raidit, tantôt dans un sens, tantôt dans un autre ; il s'agite de mille manières. Les membres se fléchissent, s'allongent et se contournent, sans pouvoir exécuter un mouvement précis et régulier, et souvent avec un craquement pénible. Les doigts et les orteils s'écartent, se rapprochent, s'étendent et se resserrent ; la tête s'agite tantôt d'un côté, tantôt d'un autre, ou se meut par un mouvement de rotation ; les yeux roulent dans leurs orbites, deviennent saillants et hagards, ou se cachent sous la paupière supérieure et ne laissent voir que le blanc de la sclérotique ; les muscles de la face se contractent, entraînent les traits de côté, et produisent ces grimaces connues sous le nom de *rire sardonique* ou *cynique* ; la langue est tremblante ; le larynx resserré gêne la respiration et empêche la voix ; les muscles de la poitrine et du ventre participent à ce bouleversement, et ces deux cavités sont agitées, comprimées et resserrées. Les organes intérieurs ajoutent souvent à cette scène d'horreur : le cœur palpite avec force, l'estomac se soulève, les intestins et la vessie chassent les matières fécales et l'urine » (Brachet).

Telles sont les convulsions dans toute leur force ; mais elles ne présentent pas toujours les effrayants symptômes que nous venons de signaler. Elles sont souvent bornées à une seule partie du corps ou cessent dans cette partie pour en attaquer une autre. Le visage est le siége le plus fréquent des convulsions. Cet accident est grave, surtout lorsque les crises se succèdent à de courts intervalles, et cette gravité sera facilement comprise quand nous dirons que les convulsions sont dues dans presque tous les cas à une congestion, à une inflammation du cerveau ou de ses enveloppes occasionnée évidemment par le travail de la dentition. D'après le tableau ci-dessus tracé, il paraît impossible qu'on méconnaisse les convulsions; cependant tous les jours nous voyons des gens du monde, des mères, promptes à s'alarmer, prendre pour un état convulsif l'agitation qu'un enfant manifeste par ses mouvements, par ses cris désordonnés. Eh bien, par cela même qu'un enfant pousse des cris, on peut être certain qu'il n'éprouve point en ce moment de convulsions, car pendant cet acte morbide la volonté est complétement abolie, et le cri, expression de la volonté, ne peut point se faire entendre. Pendant les convulsions, en effet, l'enfant est muet; il ne manifeste ses souffrances que par les mouvements musculaires dont nous avons parlé.

Les bains tièdes, fréquemment renouvelés, dans lesquels on plonge les enfants à l'époque de la première dentition, suffisent très-souvent pour prévenir les convulsions, en facilitant, par le relâchement des gencives, la sortie des dents. On doit promener souvent le doigt sur la gencive dans le but de diminuer l'épaisseur de la mâchoire; sous l'influence de ces frottements réitérés, les dents percent assez souvent sans que les enfants éprouvent de grandes souffrances. Par un usage vulgaire, on leur passe ordinairement autour du cou un hochet d'os, d'ivoire ou de verre, qu'ils portent instinctivement à la bouche; mais ces petits instruments, utiles quand on sait les employer à-propos, peuvent être très-nuisibles. « Si on donne trop tôt le hochet aux nourrissons, ils le mordent sans cesse, et appuient fortement leurs gencives contre ce corps dur; alors cet instrument, qu'il soit de cristal, d'ivoire ou de tout autre substance, ne peut que durcir à la longue les gencives, les rendre calleuses, et les faire résister à la dent qui tend à les percer. Les moyens relâchants (un petit bâton de réglisse, une racine de guimauve préparée), dans les premiers temps de la dentition, sont donc à tous égards préférables pour disposer ces parties à céder au corps qui doit les traverser; mais lorsque les dents, plus avancées dans leur développement, ont suffisamment aminci les gencives, l'usage du hochet peut alors être recommandé. Les enfants, à cette époque, le serrent avec plus de force que dans les premiers temps, parce que ce chatouillement douloureux est plus vif et plus incommode; les gencives, amincies et très-tendues, se trouvent plus directement pressées entre deux corps durs. Elles cèdent facilement à cette double action, et les dents paraissent » (Baumes). Il est on ne peut pas plus important que les enfants soient soustraits à l'action du froid, surtout à celui du soir ou du matin. Quelques légers purgatifs, tels que la manne dissoute dans du lait, le sirop de chicorée, sont fort utiles comme dérivatifs de la congestion qui tend à se faire vers le cerveau. Chez les enfants dont la dentition est retardée, on doit craindre que ce travail, devenu difficile ou dangereux par la sortie simultanée de plusieurs dents, ne soit une cause certaine de convulsions, et dans la prévision de ce grave accident, il faut redoubler de soins, administrant fréquemment les bains et les purgatifs dont nous venons de parler. C'est là le traitement préventif des convulsions. Quand celles-ci sont établies, une application de sangsues derrière les oreilles est le premier moyen auquel on doive recourir. Les sinapismes sur les jambes ou la plante des pieds ont le très-grave inconvénient de déterminer fréquemment les érysipèles, car la peau des enfants, tendre et facilement irritable, est très-disposée à ces inflammations. Nous préférons, à l'exemple de quelques médecins, employer, au lieu de sinapismes, la pâte fermentée, qui peut rester appliquée pendant quelques heures sans danger. Les lavements purgatifs, les frictions sèches sur la peau avec un morceau de flanelle sont très-utiles comme moyens adjuvants. Dans quelques cas, aucun de ces moyens ne réussit, et l'on est obligé d'en venir à l'incision de la gencive, opération qui fait cesser tous les accidents, car, indépendamment de la sortie qu'elle ménage à la dent, elle donne lieu à un écoulement de sang salutaire, vu l'état congestionnel du cerveau. Cette opération, quoique simple, doit être pratiquée par un homme de l'art. Il importe pour le succès, de choisir le moment favorable; mais, comme nous raisonnons toujours dans l'hypothèse où l'on serait privé de son secours, nous conseillerons de la pratiquer seulement lorsqu'on sentira la dent, soulevant la gencive et ne pouvant la percer.

Le travail de la dentition a une telle influence sur le cerveau, que cet organe se trouve quelquefois paralysé, et la vie semble complétement éteinte. Les yeux fixes regardent sans voir, le visage est pâle et décoloré, la peau froide; si on soulève les membres, ils retombent par leur propre poids, comme des masses inertes, le pouls est imperceptible, la respiration inappréciable; c'est en vain qu'on cherche à attirer l'attention du malade, il ne voit rien, n'entend rien, ne sent rien. Nous avons été témoin d'un cas pareil, et nous en trouvons plusieurs rapportés dans les ouvrages de divers auteurs. Le plus remarquable est celui d'un enfant qui, regardé comme mort et enveloppé dans un suaire, allait être transporté au cimetière, lorsque le médecin, curieux de voir à quel point de développement étaient arrivées les dents, fit une incision sur les gencives. A l'instant même l'enfant revint à la vie. Sans doute, à l'époque où ce fait eut lieu, on n'apportait pas à la constatation de la mort toute l'attention désirable; mais nous ne le citons pas moins comme un exemple des plus concluants, puisqu'un médecin renommé de cette époque s'était laissé induire en erreur. Dès que l'incision obtint alors un succès complet, il est évident que, dans un cas pareil, on devrait avoir recours au même moyen.

VERS.

On trouve des vers dans toutes les parties du corps de l'homme, à l'exception des os, des cartilages, des ligaments et des tendons. Ce n'est point ici le lieu, et à propos des maladies des enfants, de décrire ces animaux dont on ne compte pas moins d'une trentaine d'espèces. Notre ouvrage a un but d'utilité pratique, et nous devons en exclure tout ce qui tendrait à l'en éloigner. Il ne sera donc question ici que des vers intestinaux, les seuls contre lesquels on puisse agir d'une manière efficace. L'espèce la plus répandue est connue sous le nom d'*ascarides*. Ce sont des vers dont le corps est cylindrique, presque également aminci vers les extrémités, ressemblant en un mot aux lombrics ou vers de terre, sauf pour la couleur, qui est d'un blanc jaunâtre. Leur grosseur est d'environ six ou sept millimètres, leur longueur de seize à quarante centimètres (voir la planche, fig. 3). Le tænia, ou ver solitaire (même pl. fig. 2), est rare chez les enfants, et nous ne faisons que le signaler; la description a été donnée ailleurs (1) à propos des maladies de l'intestin chez l'a-

(1) Voir le *Médecin de la Famille*, ouvrage contenant la description claire et précise de toutes les maladies, les moyens de les prévenir, leurs causes, leurs symptômes, leur traitement à l'aide des médications les plus simples et les plus faciles, par le docteur H. CROSILHES, ouvrage indispensable à toutes les fa-

dulte. Une troisième espèce a son siége vers la partie inférieure de l'intestin, où elle détermine un prurit, un sentiment de démangeaison insupportable, surtout pendant la nuit. Ces vers, connus sous le nom d'*oxyures vermiculaires*, n'ont que deux ou trois mill mètres de longueur ; ils sont blanchâtres et ressemblent à des morceaux de fil.

Les enfants qui sont tourmentés par des vers présentent ordinairement les symptômes suivants : leur visage est pâle, le teint plombé ; les yeux, ternes et languissants, sont cernés par un cercle bleuâtre ; la pupille est fortement dilatée, le nez est gonflé, il devient le siége d'une démangeaison presque continuelle. Il y a des saignements de nez assez fréquents, des maux de tête, des bourdonnements d'oreilles, une salivation abondante ; l'haleine est fétide, l'appétit variable, parfois vorace. Il y a des douleurs d'estomac qui cessent par l'ingestion de substances alimentaires ; des chatouillements, des tiraillements dans le ventre. Les vomissements les coliques, sont assez fréquents. L'enfant maigrit, son ventre se ballonne, son sommeil est agité, son caractère change ; il devient paresseux, et la moindre chose excite sa mauvaise humeur. Enfin, quelquefois les vers déterminent de graves accidents, des convulsions, du délire. Si l'on en croyait quelques auteurs, leur présence pourrait occasionner presque toutes les maladies : nous ne partageons pas leur opinion ; mais, en faisant la part de cette exagération, nous pouvons dire qu'on doit faire une sérieuse attention, toutes les fois qu'un enfant est malade, aux symptômes caractéristiques de la présence des vers. Il a suffi souvent d'un traitement dirigé contre ceux-ci pour couper court à des affections très-graves dont ils étaient la seule cause. Il importe d'autant plus de surveiller les enfants avec beaucoup d'attention, que les symptômes signalés plus haut ne se trouvent jamais réunis chez la même personne ; d'ailleurs ce ne sont que des signes rationnels, et la présence des vers dans les conduits digestifs ne peut être reconnue d'une manière très-certaine que lorsque le malade en a rejeté quelques-uns, soit par les selles, soit par le vomissement.

Quelle est l'origine des vers ? Cette question a été longuement et chaudement débattue : les uns ont prétendu qu'ils nous venaient du dehors, pénétrant en germe dans notre corps par la respira-

milles, orné de quarante planches gravées sur acier et coloriées avec soin. Paris, chez MOQUET, libraire, cour de Rohan, 3, passage du Commerce, et chez l'AUTEUR, rue Saint-Nicolas-d'Antin, 9.

tion, par les aliments et les boissons; les autres assurent, au contraire, qu'ils sont formés primitivement à l'intérieur du corps. Chacun appuie son opinion par des raisons plus ou moins solides; mais nous devons dire que la majorité des médecins s'est prononcée en faveur de la seconde hypothèse. Du reste, toutes les recherches scientifiques, tous les travaux des physiologistes n'ont abouti qu'à des explications douteuses, à des hypothèses parfois très-bizarres. On suppose aujourd'hui généralement qu'à la suite d'une altération de l'organisme, d'un changement inappréciable à nos sens dans les humeurs sécrétées par les divers organes, ces animaux se développent spontanément et donnent ensuite naissance à de nouveaux êtres. Le mode de perpétuation, de procréation de l'espèce a été parfaitement étudié par les naturalistes; c'est la répétition de tous les modes de génération qui existent dans la série animale, et le doute ne peut pas exister sur ce point.

Les causes de la formation des vers dérivent de la constitution particulière de l'individu, de ses habitudes, de son genre de vie. Le défaut d'équilibre entre les forces assimilatrices du canal digestif et les aliments ingérés a été regardé comme une cause des plus influentes; c'est pour cela que les vers sont si communs chez les enfants et qu'on les observe assez souvent chez les individus d'un tempérament lymphatique. L'habitation dans un pays humide, exposé à des brouillards continuels, certains aliments, tels que le lait, le beurre, le fromage, les légumes farineux, le pain de farine grossière, les fruits verts, les boissons acides, amères, etc., favorisent, dit-on, la formation des vers.

Si l'on en croyait certains naturalistes, on se garderait bien de combattre les vers, car, loin de faire aucun mal, ils débarrasseraient au contraire l'intestin des substances impropres à la nutrition. Mais cette opinion est aussi exagérée que celle qui attribue à ces animaux la plupart des maladies des enfants. Nous en avons dit assez pour prouver la nécessité de leur expulsion. Lorsque les malades seront soumis à l'influence des causes prédisposantes dont nous avons parlé, il faudra les y soustraire; c'est la première condition. Ainsi ils devront habiter dans des lieux bien aérés, exposés aux rayons solaires; leur nourriture sera saine et substantielle, enfin ils ne négligeront aucun soin hygiénique. Si leur constitution est faible, on cherchera à la modifier par des médicaments toniques et fortifiants, les eaux minérales ferrugineuses, le quinquina, etc. Des médicaments dirigés contre les vers, les uns les tuent, les autres les chassent tout simplement des intestins. L'eau froide et, mieux encore, l'eau salée, soit en lavements soit en boissons, ont été considérées comme d'excellents moyens pour chasser ou tuer les vers. L'eau dans laquelle on a fait bouillir du mercure, l'ognon, l'ail en décoction dans du lait, le calomel, la mousse de Corse, le semen-contra, la tanaisie sont des médicaments extrêmement utiles. Il en est de même du camphre, quoique son efficacité ait été préconisée d'une manière vraiment ridicule par M. Raspail. Tous les purgatifs peuvent agir aussi comme vermifuges. Enfin, comme médication particulièrement dirigée contre le ver solitaire, nous rappellerons notre prescription : l'écorce de racine de grenadier fraîche, à la dose de huit grammes dans cinq cents grammes d'eau qu'on fait réduire du tiers. Cette quantité est prise en trois doses à une heure de distance, et le matin à jeun. Les purgatifs ordinairement employés sont l'huile de ricin, la manne, la racine de jalap en poudre. Nous employons très-souvent une potion formée avec une infusion de douze grammes de mousse de Corse dans cent vingt grammes d'eau bouillante, à laquelle on ajoute trente grammes de sirop de miel, ou bien le sirop suivant, dont M. Cruveilhier a donné la formule (Follicules de séné, rhubarbe, semen-contra, aurone, mousse de Corse, fleurs de tanaisie, petite absinthe, de chaque quatre grammes, qu'on fait infuser à froid dans deux cent cinquante grammes d'eau. On passe, et on ajoute assez de sucre pour faire un sirop dont on donne une cuillerée à bouche le matin pendant trois jours). On trouve chez tous les pharmaciens des dragées contenant chacune cinq centigrammes de calomel. C'est un moyen très commode pour administrer cette substance aux enfants. On leur en donne huit ou dix par jour. Nous pourrions citer un bien plus grand nombre de médicaments, mais nous croyons que ceux qui ont été indiqués pourront parfaitement suffire dans tous les cas.

CHUTE DE L'INTESTIN.

Chez les enfants faibles, maigres et débiles, par suite de l'éruption des dents, de la diarrhée ou de la constipation qui l'accompagnent presque toujours, par suite des efforts incessants que nécessite l'expulsion de l'urine quand il existe une pierre dans la vessie, quelquefois même par le fait seul de l'accroissement, on voit assez fréquemment une partie plus ou moins longue de l'intestin sortir par l'anus. Peu volumineuse d'abord, la tumeur disparaît, lorsque l'enfant cesse de faire des efforts d'expulsion; plus tard, par suite de ces efforts répétés, elle se forme de nouveau, et on est obligé d'exercer quelque pression pour la faire rentrer. Si on la laisse exposée au contact de l'air, au frottement des vêtements, elle s'irrite, se gonfle de plus en plus. Dans cet état, elle fournit du sang et même du pus. Enfin, si on l'abandonne à elle-même, l'inflammation, la gangrène peuvent s'en emparer et déterminer de très-graves accidents. Mais ces cas sont très-rares, car il faudrait que l'enfant fût bien peu soucieux de lui-même ou qu'il appartînt à des parents bien indignes pour laisser la maladie s'aggraver à ce point.

Quand on aura lieu de craindre une pareille affection, on devra recommander à l'enfant, si son âge le permet, de soutenir avec ses mains les bords de l'anus, pendant l'acte de la défécation. Lorsqu'il demande à satisfaire à ses besoins, on prend des dispositions pour le placer de manière que ses pieds ne touchent pas la terre, sur un tabouret ou une chaise percée par exemple. De cette façon, le point d'appui inférieur manquant, la puissance musculaire est diminuée, et les efforts ne peuvent pas être assez considérables pour chasser l'intestin au dehors. Lorsque cet accident a eu lieu, qu'on est obligé de faire rentrer la tumeur, on se sert d'un cône de papier bien huilé, qu'on introduit par le sommet en le poussant lentement jusqu'à la réduction complète. Il s'agit alors de prendre toutes les précautions convenables pour empêcher le renouvellement d'un pareil accident. Nous avons indiqué les causes les plus fréquentes : pour première condition, on devra chercher à les éloigner. Les lavements émollients sont quelquefois utiles pour remédier soit à la constipation, soit à l'inflammation locale; mais on devra en user avec la plus grande discrétion, car leur usage trop fréquent favorise le relâchement des tissus et prédispose à la maladie dont nous nous occupons. Les bains de siége froids, les lotions fréquentes avec de l'eau froide ou de l'eau blanche, les quarts de lavement avec de l'eau fraîche, unie à la décoction de racine de grenadier, sont utiles dans tous les cas. Si l'enfant est faible, il prendra à l'intérieur des médicaments toniques, la décoction de quinquina, les préparations ferrugineuses, etc.; son régime alimentaire sera toujours fortifiant. Si l'intestin a une grande tendance à sortir de nouveau, on est obligé de le soutenir par un bandage en forme de T, dont la partie supérieure entoure le corps comme une ceinture, et dont la partie inférieure, descendant entre les cuisses, vient se relever par-devant et se réunir à la ceinture. Cette partie inférieure porte une pelotte convenablement disposée pour presser contre l'anus et maintenir l'intestin. (Voir, pour plus de détails, l'article consacré, dans le *Médecin de la Famille* (1), page 491, à cette affection qu'on observe aussi chez les adultes, et en particulier chez les vieillards).

INCONTINENCE D'URINE.

On entend par incontinence d'urine l'écoulement involontaire de ce liquide par le canal de l'urèthre. Cet accident peut être occasionné par diverses affections organiques dont nous n'avons point à nous occuper ici; nous nous contenterons de signaler l'*incontinence nocturne* qu'on observe si souvent chez les enfants d'une constitution faible, chez ceux qui ont le sommeil lourd et profond; incontinence due uniquement à un surcroît de vitalité des parois de la vessie. Il est remarquable que les enfants dont nous venons de parler rendent une plus grande quantité d'urine la nuit que le jour, et quelle précaution qu'on emploie pour leur éviter le désagrément de coucher dans un lit inondé, il est rare qu'on y par-

(1) Voir la note de la page 33.

vienne. Nous avons vu dernièrement un enfant qui, d'après le rapport de sa mère, mouillait toutes les nuits son lit, bien qu'elle eût le soin de le réveiller au moins cinq ou six fois pour le faire uriner. Chez la plupart des enfants, l'incontinence d'urine ne persiste point après la seconde dentition ; nous avons eu cependant occasion de la voir chez des adultes.

Un nombre infini de médicaments ont été proposés et employés inutilement contre l'incontinence d'urine ; bien entendu que nous ne comptons pas les moyens absurdes et quelquefois dégoûtants, mis en usage par les gens du monde. Nous avons employé plusieurs fois avec succès des injections astringentes, et nous recommandons la suivante : vin rouge bien coloré, 1 livre; tannin, 2 grammes. La quantité injectée doit être de 64 grammes par jour. Si ce moyen ne réussit pas, nous croyons qu'il faut se résoudre à supporter cette infirmité passagère. On fabrique aujourd'hui des urinaux de formes diverses, qui peuvent alléger ses inconvénients. Quand on n'a pas ces objets à sa disposition, il faut réveiller plusieurs fois les enfants pendant la nuit; ou, ce qui est encore mieux et plus sûr, leur pincer le bout du prépuce avec un compresseur, de telle manière que la compression, sans être assez forte pour déterminer des accidents, puisse cependant s'opposer à la sortie de l'urine. L'enfant sera réveillé par le besoin d'uriner, et, selon son âge, il avertira ses parents ou vaquera lui-même à ses besoins. Le lit sera ainsi complétement préservé. Nous n'avons pas besoin de donner ici la description de ces compresseurs que chacun pourra faire soi-même selon son intelligence. Dans un vaste établissement de Paris uniquement destiné aux enfants, on met en usage avec le plus grand succès le moyen ingénieux que nous venons de signaler à la sollicitude des parents.

CROUTES LAITEUSES.

Cette maladie, appelée aussi *gourme*, attaque principalement, comme son nom l'indique, les enfants à la mamelle. Elle consiste dans une éruption de petites pustules réunies en groupes, qui se répandent sur la partie chevelue de la tête, sur les tempes, les oreilles, les lèvres; quelquefois elles siégent sur les fesses, sur la partie interne des cuisses. Ces pustules se rompent bientôt, et l'humeur qui s'en écoule forme des croûtes plus ou moins épaisses, d'une teinte jaune ou verte, variable par son intensité (Voy. notre planche fig. 1). Dans beaucoup de cas, l'affection paraît consister dans une simple exsudation à la surface de la peau, d'une humeur qui s'épaissit et s'y attache. « A la face, la maladie débute ordinairement sur le front et sur les joues, par de petites pustules groupées sur une surface enflammée et plus ou moins étendue; de vives démangeaisons accompagnent leur apparition; elles s'ouvrent bientôt, soit spontanément, soit par l'action des ongles; il s'en écoule un fluide visqueux, jaunâtre, qui forme des croûtes minces, molles, et d'un jaune verdâtre; le suintement continue, de nouvelles croûtes se forment; les premières augmentent d'épaisseur, et l'on en trouve dans un point qui sont épaisses, molles et arrondies, tandis qu'elles sont minces et lamelleuses dans d'autres. Quand elles se détachent, elles laissent une surface rouge très-enflammée, sur laquelle il se forme des croûtes nouvelles : le suintement est quelquefois si abondant que le fluide ne se concrète point, que la surface du derme se trouve pour ainsi dire à nu, et que l'on en voit s'écouler, par une multitude de petits points, un fluide visqueux, peu épais et âcre. Quand la maladie offre une certaine étendue, les démangeaisons et les douleurs mêmes sont souvent très-vives; quand elle occupe le front, les joues et le menton, toutes ces parties se recouvrent d'une large croûte épaisse, semblable à un masque; le nez seul et les paupières en paraissent exempts le plus souvent » (Cazenave et Schedel). Sur quelques points, une petite quantité de sang, se mêlant à l'humeur qui découle, donne aux croûtes une teinte brunâtre. Quand c'est la partie chevelue de la tête qui est le siége de cette affection, les cheveux, agglutinés par l'humeur épaisse dont nous avons parlé, se feutrent par larges plaques et finissent par former une espèce de calotte qui répand une odeur repoussante lorsqu'on néglige les soins de propreté. Nous avons vu souvent la maladie arrivée à ce point se compliquer d'une myriade de poux, qui soulevaient, par leurs mouvements, cette dégoûtante calotte chez de pauvres enfants appartenant à des parents insouciants et malpropres. Qu'on juge de la souffrance de ces petits êtres, en proie à un prurit incessant qui venait compliquer l'inflammation! Quand les croûtes sont restées longtemps sur la tête, les cheveux tombent presque toujours; mais cette chute ne doit donner aucune inquiétude, car ils ne tardent pas à revenir. Assez souvent, les glandes du cou s'engorgent, et elles suppurent même quelquefois.

La durée des croûtes de lait est très-variable : elles persistent quelquefois avec opiniâtreté pendant plusieurs mois; dans d'autres cas, elles guérissent et se reproduisent avec une facilité extrême, se continuant ainsi périodiquement. Du reste, elles disparaissent sans laisser aucune cicatrice. Elles ne sont point contagieuses. Les causes de cette affection sont quelquefois difficiles à saisir. Nous croyons que la qualité du lait, le tempérament et les habitudes des nourrices peuvent être comptés pour une grande part. La perturbation générale qu'occasionne l'établissement de la première dentition, le défaut de soins hygiéniques sont des causes non moins avérées. Enfin, il paraît assez raisonnable d'attribuer à l'imperfection des fonctions nutritives chez les enfants cette surabondance d'humeurs qui s'écoulent par la peau. Il nous serait bien facile de donner des preuves à l'appui de ce que nous avançons, surtout en ce qui concerne les nourrices; car tout le monde a vu des enfants guérir de leurs croûtes de lait par le seul fait du changement de nourrice. Les femmes d'une constitution viciée, celles qui s'adonnent aux boissons spiritueuses, devraient s'abstenir de nourrir des enfants, car c'est souvent à elles seules qu'elles peuvent attribuer les croûtes de lait dont ils sont couverts. « Je me rappelle, dit M. Richard (de Nancy), qu'une telle nourrice, étant échue à un enfant dont je soignais la santé, je crus devoir prescrire aux parents de l'en séparer. Une personne qui ne croyait pas à l'explication que nous avions donnée de l'état de l'enfant, séduite par quelques qualités que cette nourrice paraissait posséder, lui fit donner un autre nourrisson qui eut à peine tété son lait qu'il fut la proie de la même affection. Il guérit aussi dès qu'on l'en eut éloigné. Quelquefois le lait d'une nourrice, parfaitement bon dans les premiers temps, peut se vicier plus tard; l'allaitement est une cause d'épuisement, et la faiblesse d'estomac qui en résulte, les mauvaises digestions, les vers intestinaux qui viennent à la suite sont la cause de ce changement. Il est bon de veiller au régime des nourrices pour ne pas leur laisser subir cette détérioration. Il y a des nourrices qui sont réglées; et à chaque période menstruelle, l'influence de l'utérus vicie le lait et produit sur l'enfant les effets que nous signalons. » Quelques faits sembleraient prouver que la prédisposition aux croûtes de lait a été transmise aux enfants par les parents.

Nous n'hésitons pas à dire que le préjugé vulgaire, qui attribue aux croûtes de lait une heureuse influence sur la santé, est fondé dans quelques cas On a vu, en effet, à la suite de cette dérivation, s'amender les plus graves maladies. Nous sommes obligé de résister quelquefois à la volonté de certaines personnes qui voudraient, à tout prix, débarrasser promptement leurs enfants de cette dégoûtante maladie; car nous sommes convaincu que, si nous cédions à leurs vœux, nous pourrions occasionner des répercussions sur les organes internes, répercussions quelquefois mortelles. Nous nous contentons, en pareil cas, de prescrire à la nourrice d'arroser avec son lait les parties malades, ou bien de les laver souvent avec de l'eau de guimauve ou du lait de vache tièdes. Si l'on reconnaît, aux mouvements de l'enfant, que la démangeaison est vive, on devra lui faire prendre quelques bains tièdes. De légers laxatifs, comme le sirop de chicorée, pour les très-jeunes enfants; le calomel, à la dose de dix ou quinze centigrammes, pour ceux qui sont plus âgés, complètent le traitement. Sous l'influence de ces moyens si simples, la maladie diminue peu à peu et finit par disparaître. Nous n'avons point ainsi à redouter les accidents graves auxquels nous aurions exposé l'enfant, si, cédant aux désirs de ses parents, nous avions supprimé brusquement l'éruption par des lotions sulfureuses ou alcalines. Quand l'enfant a des cheveux, on doit les couper très-courts, et pour ramollir l'espèce de feutrage dont nous avons parlé, on fait une application de cataplasmes émollients de mie de pain et de lait, fréquemment renouvelés. Nous n'avons pas besoin de dire que la première condition du traitement consiste à reconnaître les causes de l'affection et à les éloigner; nous les avons énumérées plus haut, nous n'y reviendrons pas.

RACHITISME.

On donne le nom de *rachitisme* à une affection particulière des os, qui perdent leur solidité ordinaire et éprouvent des déformations plus ou moins grandes. « C'est ordinairement du sixième au neuvième mois après la naissance, tantôt avant que les enfants aient commencé à marcher, tantôt plus tard et pendant le travail de la dentition, que les premiers symptômes de cette maladie s'annoncent: les enfants deviennent tristes et sérieux ; les objets qui piquaient le plus leur curiosité, qui occupaient le plus leur imagination, les jeux de leur âge n'ont plus aucun attrait pour eux ; l'exercice leur devient pénible, bientôt ils s'y refusent totalement, et ils veulent être toujours couchés ou assis ou portés par ceux qui les soignent. A cette époque les extrémités articulaires des os longs se gonflent, et l'augmentation de volume des articulations qu'ils forment est d'autant plus remarquable, que la maigreur, qui fait déjà des progrès sensibles, donne aux articulations l'apparence d'une suite de nœuds. De là la dénomination de *noueure* sous laquelle on connaît vulgairement ce premier degré du rachitisme. On s'aperçoit bientôt d'une augmentation manifeste du volume de la tête ; en même temps l'imagination et le jugement des enfants acquièrent une force et une maturité qui étonnent, et les traits de la face prennent une expression analogue à cette disposition de leur esprit. Mais quand la maladie survient à un âge plus avancé, et lorsque les progrès de l'ossification ont déjà fait disparaître les sutures du crâne en tout ou en partie, l'augmentation du volume de la tête n'a point lieu, et les malades tombent dans la stupidité. A mesure que le rachitisme fait des progrès, et quelquefois dès le commencement, le foie devient plus volumineux et le ventre se gonfle ; la face se couvre de rides et les joues pendantes forment un pli, une sorte de tumeur vers les angles de la mâchoire inférieure. L'éruption des dents est tardive ; elles sortent de leurs alvéoles déjà noires et altérées ; presque aussitôt après leur développement elles se carient et ne tardent pas à être détruites. Ordinairement le premier développement de la maladie est accompagné d'une fièvre plus ou moins marquée, qui a une marche très-irrégulière et qui n'est jamais fort aiguë. Peu de temps après que la noueure, le développement de la tête et du ventre se sont manifestés, des douleurs dans l'épine du dos annoncent des déformations dans cette partie ; elle se courbe dans divers points de sa hauteur et dans diverses directions mais toujours dans deux ou trois sens opposés. Bientôt les os longs des cuisses et des jambes subissent les mêmes altérations » (Boyer).

La cause première du rachitisme tient évidemment à la constitution de l'individu ; c'est un état particulier dont la nature, de même que celle des vices dartreux, scrofuleux, etc., ne peut point tomber sous nos sens et ne se manifeste que par ses effets. Le véritable rachitisme ne doit pas être confondu avec les déviations osseuses, les déformations qu'on remarque souvent sur les jambes des enfants que leurs parents ont forcés à marcher de trop bonne heure, chez ceux qu'on laissait habituellement debout pendant trop longtemps. Le poids du corps seul suffit pour déterminer ce vice de conformation à un âge où l'ossification est si imparfaite. A mesure que l'individu grandit et se développe, le plus souvent les membres reprennent leur direction naturelle. Le rachitisme, bien qu'il s'arrête quelquefois par suite des progrès de l'âge ou par toute autre cause, offre toujours un pronostic grave Très-souvent, en effet, lorsque la maladie est caractérisée, elle est accompagnée d'affections convulsives qui suffiraient pour entraîner la mort. Dans les cas les plus heureux, c'est-à-dire lorsque l'individu rachitique ne succombe pas pendant son jeune âge, il conserve toujours des difformités plus ou moins grandes et une santé précaire, car les déformations de la poitrine, si communes dans ces sortes d'affections, gênent les mouvements des poumons et du cœur, et il s'en suit des maladies très-graves. La disposition au rachitisme peut être transmise héréditairement, comme le prouvent suffisamment une foule d'exemples.

D'après les considérations que nous venons de passer en revue, l'enfant appartenant à des parents rachitiques sera donné à une nourrice jeune et forte, qui aura pour lui tous les soins possibles. Elle devra se garder de le comprimer dans des maillots, de l'empaqueter dans des langes, selon l'habitude de quelques pays. L'enfant sera couché sur un lit de crin, ou, mieux encore, de fougère. Il sera sevré de bonne heure, et, dès qu'il pourra prendre des aliments, on devra lui donner, non de la bouillie ni des fécules, mais des viandes rôties ou grillées, disposées de manière qu'il puisse les avaler facilement. Pour boisson, il prendra pendant les repas du vin coupé avec de l'eau, et hors des repas des tisanes toniques et amères, comme l'infusion de houblon ou la décoction de feuille de noyer (4 grammes par litre d'eau). Loin de le forcer prématurément à marcher, on devra le laisser libre, non debout, non assis, mais étendu soit sur un tapis épais, soit sur un lit de fougère. L'enfant se livrera ainsi à des jeux, à une sorte de gymnastique proportionnée à son âge, qui développeront sa puissance musculaire et préviendront le plus souvent les déformations dont nous avons parlé. Des frictions sèches ou avec de l'eau de Cologne seront pratiquées fréquemment sur toute la surface du corps. Les bains froids, ceux de mer surtout, sont fort avantageux. Enfin, on devra observer strictement les règles de l'hygiène : il faut que l'enfant habite des lieux élevés où on respire un air pur et vivifiant ; le séjour dans des lieux bas et humides détruirait tout l'effet de la médication. Lorsqu'on a négligé les soins dont nous venons de parler, et que les déformations des membres ont eu lieu, l'art peut encore intervenir d'une manière heureuse par l'application de certains appareils. Mais ici notre tâche finit, le reste est l'affaire des orthopédistes ; nous dirons seulement qu'on se flatterait en vain de guérir le rachitisme par les moyens mécaniques, si on n'avait recours à la médication que nous avons proposée pour améliorer la constitution. En effet, les orthopédistes, par le moyen de leurs machines ingénieuses, peuvent fort bien remédier aux effets du rachitisme, mais ils n'agiront pas le moins du monde sur la maladie elle-même.

CARREAU.

Nous nous sommes occupé dans le *Médecin de la Famille*, avec le plus grand soin, des scrofules et des divers accidents auxquels elles donnent lieu. Nous rappellerons ici, comme se présentant fréquemment pendant l'enfance l'engorgement des glandes du cou, leur suppuration et les cicatrices qui en sont la suite, vulgairement connues sous le nom d'*écrouelles* ; l'affection des articulations ; la dégénérescence osseuse appelée *tumeur blanche*. Il nous reste, pour compléter la description des maladies scrofuleuses ou qui ont du moins avec elles la plus grande affinité, à parler de l'engorgement des ganglions ou des glandes de l'intestin auquel on a appliqué la dénomination de *carreau*.

Le carreau se présente à l'observation avec des signes tellement douteux, on peut le confondre avec tant d'autres maladies, que nous nous flatterions en vain de mettre les gens du monde à même de le reconnaître. Le toucher seul des engorgements serait un indice certain; mais ce caractère positif ne peut souvent être perçu à cause du gonflement du ventre, et il n'est point d'ailleurs bien marqué au début de la maladie. Ce n'est donc que par la réunion des divers symptômes rapprochés de la constitution individuelle qu'on peut arriver à une conviction raisonnable. Quoi qu'il en soit, voici les caractères principaux de cette maladie, qui ont été tracés avec la plus grande précision par un auteur anglais : « Des vomissements glaireux, l'inégalité de l'appétit, les vents, la diarrhée, la bouffissure du ventre vers le soir, des urines laiteuses, l'odeur aigre de la transpiration et l'odeur forte de l'haleine, une respiration inégale, un pouls intermittent, un visage inégalement coloré ou plombé, la pâleur du front, la saleté habituelle de la langue, une salivation visqueuse et épaisse, sont autant de symptômes précurseurs du carreau. A ces symptômes se joignent quelques atteintes de mélancolie, des inquiétudes dans les jambes, un sentiment de faiblesse dans les jarrets, des douleurs dans les reins, des douleurs ou des pesanteurs dans les genoux, des crampes, un commencement de maigreur, et bientôt paraissent les symptômes essentiels qu'on peut diviser en deux périodes. *Première période.* — Gonflement graduel du bas-ventre avec indurations internes, sensibles au toucher; chez les uns, perte de l'appétit, et chez d'autres, voracité extrême, malaise après le repas, avec distension du ventre, sommeil inquiet, agité ou somnolence; évacuations avec intervalles de constipation; déjections successivement molles, liquides, blanches, cendrées, souvent vermineuses; engorgement simultané des glandes lymphatiques du cou. *Deuxième période.* — Glandes de l'intestin engorgées et sensibles au toucher; fièvre lente, dévoiement accompagné de coliques, déjection de matières non digérées, fièvre lente, maigreur de plus en plus prononcée, quelquefois hydropisie. » La bouffissure du ventre avec amaigrissement marqué des membres inférieurs est le symptôme le plus constant, et cependant il manque quelquefois. L'appétit exagéré, la voracité, la soif vive, la diarrhée, les vomissements; le changement de caractère des malades, sont des symptômes qu'on observe dans d'autres affections, et on n'est positivement sûr d'avoir affaire au carreau que lorsque, en explorant le ventre avec attention, on rencontre par intervalles des tumeurs plus ou moins grosses. Malheureusement cette exploration ne peut avoir lieu que lorsque la maladie est très-avancée, car le gonflement du ventre, très-prononcé dans la première période, disparaît ordinairement dans la seconde, et l'engorgement des glandes peut être reconnu avec facilité.

La marche du carreau est ordinairement lente : la première période surtout peut se prolonger pendant un temps fort long. Quelquefois les tumeurs disparaissent, d'autres fois la matière contenue dans les glandes a changé de nature, et la maladie s'arrête. Enfin, dans des cas rares, il se forme des abcès qui se vident au dehors.

Le pronostic du carreau est plus ou moins grave selon la période à laquelle il est arrivé, selon l'âge de l'individu. Plus le malade est avancé en âge, plus les chances sont favorables. Du reste, cette affection n'atteint que des individus d'une mauvaise constitution, aussi est-elle souvent gravement compliquée, surtout par la phthisie pulmonaire. Si nous recherchons les causes du carreau, nous trouverons toutes celles qui donnent lieu aux scrofules : ainsi l'habitation dans des lieux humides et mal aérés, la privation de vêtements chauds, une nourriture insuffisante et de mauvaise qualité, mais par-dessus tout une prédisposition particulière transmise par les parents. Les enfants confiés à de mauvaises nourrices, à celles qui, pour suppléer au défaut de leur lait, leur donnent de bonne heure des bouillies ou d'autres aliments féculents, sont souvent affectés du carreau. « Les bouillies, obstruantes de leur nature, surchargent l'estomac et les intestins, d'autant plus que les nourrices, pour s'absenter plus longtemps de leur maison, et vaquer aux travaux de la campagne, donnent à ces enfants une nourriture bien plus copieuse que la capacité de leur estomac ne le comporte. Or, cette nourriture gonfle ce viscère, et l'énorme quantité d'air qui s'en dégage le distend encore davantage » (Portal). On observe assez souvent le carreau à la suite des affections éruptives négligées, comme la petite-vérole, la rougeole, la scarlatine, qui ont considérablement affaibli le malade. On l'a vu survenir chez des enfants nés de parents sains lorsqu'ils étaient nourris par une femme d'une constitution scrofuleuse. Les filles sont plus exposées à cette maladie que les garçons.

Partant du principe émis plus haut, que le carreau est dû à une faiblesse, à une viciation particulière de l'organisation, tous les efforts doivent tendre à modifier cette disposition morbide. Les soins hygiéniques seront mis en première ligne : on choisira une habitation saine et bien aérée, exposée au midi, dans une contrée élevée ; on portera l'enfant ou on le fera promener pendant quelques heures tous les jours au grand air. Des frictions sèches sur la peau avec une brosse un peu rude seront pratiquées fréquemment, et on pourra de temps en temps les rendre excitantes en remplaçant la brosse par un morceau de flanelle imbibée d'eau de Cologne. L'alimentation sera fortifiante et proportionnée à l'âge du malade : aux jeunes enfants on donnera de légères bouillies faites avec la crème de riz ou le gruau, auxquelles on ajoute un peu d'eau de fleur d'oranger pour faciliter la digestion. A un âge plus avancé, un ou deux ans, par exemple, on y ajoute une petite quantité de bouillon gras, et, selon les dispositions de l'enfant, un peu de viande de temps en temps. Plus tard le régime de l'enfant sera plus facilement réglé : des viandes rôties ou grillées, du vin vieux coupé avec de l'eau seront la base de tous les repas. Il vaut mieux qu'ils soient courts et multipliés, parce que la digestion se fera beaucoup plus facilement. L'observation de ces préceptes pourrait suffire dans certains cas pour obtenir la guérison du carreau à sa première période ; mais pour peu que la maladie soit avancée, on a recours en même temps aux moyens pharmaceutiques. Les purgatifs légers sont administrés avec avantage ; la rhubarbe, unie à l'acétate de potasse, à la dose de quarante centigrammes de chaque substance, matin et soir ; un mélange de 50 centigr. de sulfure de potasse, 30 centigr. de poudre de colombo et 15 centigr. de rhubarbe en poudre, administrés en deux ou trois fois par jour ont été fortement recommandés. On peut administrer aussi l'infusion de rhubarbe : 4 grammes de cette substance concassée, enfermés dans un nouet de linge, sont déposés dans un demi-litre d'eau jusqu'à ce qu'elle devienne légèrement colorée. On la donne aux enfants pendant le repas, coupée avec du vin. Mais les médicaments les plus avantageux, selon nous, sont les préparations iodées. On administre au malade des pilules dans lesquelles entrent 10 centigr. d'iodure de fer ; il en prend d'abord deux ou trois et arrive bientôt à six par jour ; en même temps on pratique des frictions sur le ventre avec la pommade hydriodatée. Les bains froids de rivière, ceux de mer surtout, sont fort utiles. Nous n'irons pas plus avant dans la désignation des nombreux médicaments qui ont été dirigés contre le carreau ; nous dirons toutefois que si cette affection est difficile à reconnaître, elle est aussi difficile sous le rapport du traitement; et qu'on doit surtout veiller aux indications qui peuvent se présenter. Il ressort de tout ce qui précède que le recours au médecin est de rigueur pour le traitement de cette maladie, car son expérience et ses notions scientifiques pourront le conduire d'une manière sûre à travers les obscurités que nous avons signalées, obscurités que ne pourraient presque jamais dissiper le zèle et l'application la plus assidue des gens du monde.

COQUELUCHE.

La coqueluche a été bien définie par les auteurs du *Compendium :* c'est « une affection qui présente pour caractère principal, une toux convulsive revenant par accès, dans lesquels plusieurs mouvements d'expiration se succèdent avec une grande rapidité, et sont interrompus par une inspiration longue et retentissante. »

La marche de la coqueluche a été divisée par presque tous les auteurs en trois périodes : la première est la période catarrhale; la deuxième, la période convulsive ou spasmodique; la troisième, la période de déclin. La première période est caractérisée par du malaise, de l'abattement, des maux de tête, quelques frissons, un coryza (rhume de cerveau) plus ou moins intense. La voix commence à être enrouée, il y a quelques petits accès de toux sèche; le malade est pris dans certains cas d'une forte fièvre; dans d'autres, ce symptôme manque complétement. Cette période se prolonge pendant une ou deux semaines, et l'on voit alors survenir les symptômes de la deuxième période qui caractérisent spécialement la coqueluche. Nous avons dit que cette maladie n'était point continue, qu'elle se composait d'accès et d'intervalles de rémission pendant lesquels la santé ne paraît presque point altérée. Ces accès sont annoncés ordinairement par une sensation de sécheresse, de picotement au gosier ou par une douleur sourde dans la poitrine. La respiration devient gênée, difficile, et la quinte de toux survient avec le caractère que nous avons signalé en décrivant la maladie; caractère tellement tranché, qu'il suffit d'avoir entendu un seul malade pour reconnaître toujours la coqueluche sans autre inspection. Pour bien comprendre ce qui se passe, on doit se rappeler que la respiration se compose de deux mouvements, l'inspiration, c'est-à-dire l'introduction de l'air dans la poitrine, et l'expiration ou l'expulsion de l'air hors de cette cavité. Les quintes de coqueluche consistent dans une longue série de mouvements brusques d'expiration, tellement rapides que l'air ne peut pénétrer dans la poitrine. Le visage devient gonflé, rouge ou violet, les yeux semblent prêts à sortir de leur orbite, et par suite des efforts répétés qui portent le sang vers la tête, on le voit couler quelquefois par le nez, les oreilles et la bouche. La violence des efforts amène assez souvent des vomissements et l'expulsion involontaire de l'urine et des matières fécales. Enfin la crise se termine par l'expectoration de glaires, de crachats épais et filants. Au milieu de cet accès, le malade ne tarderait pas à périr suffoqué, asphyxié, s'il ne survenait un moment d'arrêt pendant lequel ont lieu une ou plusieurs inspirations sifflantes. L'accès se compose quelquefois d'une seule quinte; mais il peut aussi être formé par un nombre plus ou moins grand de ces quintes, séparées par un intervalle distinct. Il y a des accès qui se prolongent ainsi pendant un quart-d'heure. Le temps qui s'écoule entre un accès et le suivant est variable; il est remarquable qu'ils reviennent plus fréquemment la nuit, le matin et le soir, que pendant le jour. Quand la maladie n'existe pas depuis longtemps, que les fatigues de la toux et des vomissements n'ont pas épuisé l'enfant, il est tellement calme pendant l'intervalle des accès, qu'on serait tenté de le regarder comme jouissant d'une santé parfaite. La durée de cette période peut varier de quinze jours à deux mois. Puis la maladie passe, sans gradation sensible, à la troisième période : les quintes sont moins longues, moins renouvelées; la toux est moins intense, la respiration est plus facile, moins sifflante; les crachats deviennent plus épais et semblables à ceux du catarrhe; enfin, tous les symptômes que nous avons signalés disparaissent insensiblement et la maladie est terminée.

Nous avons décrit trois périodes de la coqueluche pour la facilité de l'étude, et sans y attacher une grande importance, car, ainsi que nous l'avons dit bien des fois, on ne peut circonscrire les maladies par des règles tracées d'avance. Tandis que les symptômes de la première période ne feront qu'apparaître chez un individu, ils se prolongeront au contraire chez un autre pendant un temps fort long. Il en est de même pour la durée de la maladie, qui cesse quelquefois dans l'espace de cinq ou six semaines, tandis qu'elle atteint, dans d'autres cas, trois ou quatre mois. Nous devons dire que cette durée est abrégée, chez quelques individus, par un mouvement bienfaisant de la nature, qui amène une sorte d'épuration, une évacuation considérable par les crachats, par l'urine ou la transpiration.

La coqueluche, réduite à son état de simplicité, se termine le plus ordinairement de la manière la plus heureuse, la convalescence s'établit promptement, et l'enfant ne tarde pas à reprendre son embonpoint. Mais, il faut le dire, très-souvent il y a de graves complications, des inflammations du poumon ou des bronches, la phthisie pulmonaire, des hydropisies, etc., qui amènent une fin malheureuse. N'oublions pas de signaler les accidents qui peuvent avoir lieu pendant les quintes de toux : les efforts de l'enfant sont quelquefois assez considérables pour déterminer des attaques d'apoplexie et des morts subites, la suffocation, des congestions cérébrales, et, par suite, des paralysies plus ou moins graves et persistantes, des hernies, etc. Il est extrêmement rare qu'un individu soit attaqué par la coqueluche deux fois en sa vie. Dans certaines circonstances qu'il est impossible d'apprécier, la coqueluche règne épidémiquement ; elle est toujours alors compliquée d'affections graves qui la rendent très-dangereuse. La contagion de la coqueluche n'est pas admise par tous les médecins; mais il suffit que des hommes très-recommandables professent cette opinion pour que nous engagions fortement les parents à éloigner leurs enfants des lieux où se trouveraient des malades atteints de cette affection. Les causes de la coqueluche sont fort obscures ; nous pouvons même dire que les explications données jusqu'ici sont loin d'être satisfaisantes, et que probablement la cause première, comme celle d'une foule de maladies, ne tombera jamais sous nos sens. Comme causes prédisposantes, nous pouvons indiquer les vicissitudes atmosphériques, l'habitation dans des lieux froids et humides, une mauvaise alimentation, la dentition et l'inflammation des gencives qu'elle détermine, etc. La coqueluche sévit particulièrement sur les enfants, depuis la naissance jusqu'à l'âge de sept ans; après cet âge elle est plus rare, mais on l'observe quelquefois chez des adultes et même chez des vieillards. Les individus du sexe féminin paraissent y être plus exposés. « Plus les enfants sont jeunes, dit un célèbre médecin, plus ils courent de danger, et parmi ceux à qui elle est fatale, on en voit un plus grand nombre au dessous de deux ans qu'au-dessus. Plus les enfants sont avancés en âge, plus ils sont à l'abri d'un événement fâcheux; je regarde même cette règle comme très-générale, en avouant cependant qu'elle souffre plusieurs exceptions. »

L'habitation d'un lieu élevé, où règne un air vif et pur, des vêtements de flanelle sur la peau, des frictions sèches ou rendues excitantes par l'eau de Cologne, de l'exercice si l'âge de l'enfant le permet, une alimentation tonique et réparatrice, tels sont les moyens les plus efficaces pour prévenir la coqueluche. Dans quelques cas la vaccine a paru opérer une diversion favorable sur les malades, soit pour prévenir, soit pour guérir la coqueluche, et nous recommandons l'emploi de ce moyen qui ne peut être nuisible dans aucun cas. Le traitement de la coqueluche exige beaucoup d'attention, en raison de la constitution de l'enfant, en raison de la marche de l'affection. Chez ceux qui sont forts et sanguins, on applique quelquefois avec avantage plusieurs sangsues sur la partie inférieure du cou ou sur la poitrine; mais nous conseillerons de s'abstenir autant que possible de cette pratique, à moins d'une indication formelle. Les remèdes adoucissants et pectoraux ont été employés sous toutes les formes : les infusions de fleurs de mauve et de violettes, de coquelicot, bien édulcorées avec le sirop de gomme, les potions gommeuses avec addition de sirop diacode n'ont, la plupart du temps, qu'une action très-faible. Il en est de même des applications sur la poitrine de cataplasmes émollients de farine de lin ou de compresses trempées dans une décoction de plantes narcotiques, comme la morelle, la jusquiame, la belladone. Cependant nous nous garderions bien de repousser ces médicaments, car ils sont utiles dans certains cas. Nous avons prescrit souvent, avec beaucoup d'avantage, des frictions sur la poitrine avec la pommade stibiée, connue sous le nom de *Pommade d'Autenrieth;* mais ces frictions, qui déterminent une éruption de larges pustules, doivent être ménagées, et nous les faisons suspendre dès que l'éruption a eu lieu, car on s'exposerait à dépasser le but, si on les prolongeait. Dans la même intention on applique quelquefois des compresses de flanelle imbibées d'essence de térébenthine, qu'on maintient en place pendant vingt-quatre heures. Les médicaments les plus employés et qui paraissent les plus utiles sont, sans contredit, les vomitifs. Lorsque la constitution du malade le permet, on doit, au début, provoquer le vomissement tous les jours ou tous les deux jours pendant une ou deux semaines. L'ipécacuanha en poudre (50 centigr.) est le vomitif le plus employé. Deux cuillerées à café de sirop d'ipécacuanha, administrées le soir aux jeunes enfants, suffisent souvent pour rendre les quintes de toux plus rares. On emploie souvent aussi le tartre stibié à la dose de 12 centigrammes dans 16 grammes d'eau distillée, édulcorée avec 16 grammes de sirop de violettes et administrée par cuillerées à café toutes les deux heures. Les purgatifs légers, et principalement le calomel (30 à 50 centigrammes), sont souvent employés en même temps. La belladone est généralement regardée comme un médicament des plus favorables contre la coqueluche. On administre à l'intérieur la poudre ou l'extrait aqueux de cette plante. Nous croyons que le meilleur mode d'administration est le suivant : 20 centigrammes d'extrait de belladone sont unis à un mélange de 64 grammes de sirop d'opium et de fleurs d'oranger par parties égales. On donne, selon les cas, de une à huit cuillerées à café dans les vingt-quatre heures. La poudre est administrée de la manière suivante : 5 centigrammes sont mêlés à 4 grammes de sucre blanc qu'on divise en huit paquets; on en donne un le matin et un autre le soir aux enfants de deux à quatre ans. Quoi qu'il en soit, on ne doit point outrepasser ces doses, car la belladone est un médicament dangereux. Lorsque le malade commence à éprouver des étourdissements, de la sécheresse à la gorge, lorsque ses pupilles se dilatent et que sa vue s'obscurcit, on doit diminuer les doses du médicament ou même le suspendre. Du reste, le médecin seul est apte à reconnaître toutes les indications qui peuvent se présenter dans l'administration de ce médicament. Parfois on frictionne le creux de l'estomac avec une pommade dans laquelle entre l'extrait de belladone. Enfin, nous signalerons comme ayant procuré des guérisons, l'infusion et le sirop de narcisse des prés. L'extrait de cette plante est administré à la dose de 5 centigrammes, dans une tasse de tisane, à deux ou trois heures d'intervalle. Vers la fin de la maladie, on donne avec le plus grand succès le sirop de Boullay, à la dose d'une cuillerée à café matin et soir pour les enfants âgés de moins de deux ans, et à celle d'une cuillerée à bouche pour ceux qui ont dépassé cet âge. Les bains chauds longtemps prolongés sont aussi fort utiles à cette époque ; on a soin de rafraîchir de temps en temps avec de l'eau le front du malade. Il est une foule d'autres médicaments que nous croyons devoir passer sous silence, car nous en avons dit assez pour le traitement. Nous n'avons pas non plus à nous occuper des complications. Nous ajouterons cependant que durant l'accès, lorsque les efforts auront porté le sang vers la tête, on fera bien d'appliquer aux jambes quelques sinapismes. On a remarqué que, pendant les quintes, la position du corps la plus favorable était la position assise, le tronc légèrement incliné en avant ; on placera donc l'enfant ainsi, ayant le soin de lui soutenir la tête en la relevant un peu. On tâchera de lui faire boire quelques gorgées des tisanes adoucissantes dont nous avons parlé, car il est d'observation que ces médicaments agissent en ce moment de la manière la plus favorable pour calmer la toux et abréger les quintes.

CROUP.

On a donné le nom de *croup* à une maladie des voies respiratoires, le larynx et la trachée, qui a une marche très-rapide, et se distingue des autres affections de ces parties par la formation de membranes blanchâtres. Présentant au début tous les symptômes du catarrhe, elle donne lieu à une toux caractéristique, à une difficulté de respirer extrême, à la suffocation. L'examen des symptômes va nous faire mieux comprendre.

Le mal débute quelquefois d'une manière subite pendant la nuit ; mais presque toujours il a été précédé par du malaise, de légers frissons, une légère altération de la voix. L'enfant a éprouvé des maux de tête, de la tendance au sommeil. Il s'est plaint de souffrir à la gorge, et si on avait ouvert largement sa bouche, on aurait vu les amygdales, le voile du palais et la luette gonflés, rouges et peut-être même parsemés de points blancs. Les glandes du cou sont engorgées et sensibles à la pression ; le malade y porte souvent les mains, comme pour exprimer sa souffrance. L'appétit est perdu, la langue devient blanche, l'haleine fétide. La fièvre s'annonce par la chaleur de la peau, par la dureté et la fréquence du pouls. Une petite toux sèche, quinteuse se déclare, et la maladie se révèle bientôt par des symptômes caractéristiques. « L'enfant se réveille en sursaut vers le milieu de la nuit avec une anxiété inexprimable ; il se précipite hors de son lit et vient chercher un refuge auprès des personnes qui l'entourent, et il ne peut garder un instant la même position, se frappe le visage, se livre à des mouvements désordonnés qui attestent sa souffrance. La voix, la toux et le bruit déterminé par l'inspiration et l'expiration offrent quelque chose de spécial qui fait reconnaître sur-le-champ le croup. La face est gonflée, rouge, animée ou livide, couverte de sueur ; les veines du cou énormément distendues, les battements du cœur forts et précipités, le pouls dur, petit, concentré ; la difficulté de respirer est si grande que les malades portent avec violence leurs mains vers le cou comme pour éloigner l'obstacle qui les suffoque. Vers la fin, l'expectoration muqueuse, quoique peu considérable, devient plus abondante, du sang s'écoule par le nez ; enfin, après une lutte si pénible, soutenue contre les attaques d'un mal féroce, l'enfant s'endort et retrouve du calme pour quelques instants » (*Comp.*). C'est là la description d'un accès : dans la journée ou le soir de pareils accidents se renouvellent et deviennent plus fréquents et plus intenses les jours suivants. Alors, suivant que la terminaison doit être heureuse ou funeste, les symptômes varient. Dans le premier cas, la toux et l'expectoration deviennent plus faciles, la respiration moins gênée, les crachats sont semblables à ceux du catarrhe. Dans le second, au contraire, les accès sont tellement fréquents qu'il n'y a presque plus d'intervalles de rémission. L'impossibilité de la respiration se manifeste par de violents efforts, par le gonflement du cou, par la suppression de la voix et de la toux. Cet état empire de plus en plus, les pieds se refroidissent, la peau se recouvre d'une sueur froide et visqueuse, le pouls faiblit, devient imperceptible, et le malade succombe asphyxié, tantôt sans agonie, tantôt, au contraire, après une crise effrayante. « Le malheureux patient se lève sur son séant, fait de vains efforts pour respirer ; il s'élance hors de son lit, s'accroche aux objets qui l'entourent, porte sa main au larynx, déchire ses vêtements et donne les marques d'un violent désespoir : il finit par s'éteindre au milieu de cette longue strangulation » (*Comp.*). Nous avons dit que la toux était caractéristique : elle offre cependant des variations assez notables dans chaque cas. La voix a été comparée au cri d'un jeune coq, au gloussement d'une poule, à l'aboiement d'un chien, au glapissement du renard, à la toux d'un chien qui a avalé de travers, etc. ; mais, malgré toutes ces différences, nous sommes fondé à répéter que la voix ou la toux croupales offrent une altération tellement caractéristique qu'il est impossible de s'y tromper quand on les a entendues une fois. Un signe des plus importants pour établir le diagnostic du croup, c'est l'expectoration de pellicules membraneuses; aussi faut-il avoir soin de rechercher ces concrétions au milieu des crachats, des vomissements et même des garde-robes. Parfois elles ne consistent qu'en quelques petits débris; dans d'autres cas ce sont des cylindres, des tubes allongés, qui représentent la cavité du larynx ou de la trachée.

Le croup est une maladie aiguë, dont la terminaison est quelquefois très-prompte : on a vu des enfants emportés dans l'espace de huit ou dix heures. Ordinairement il se termine du troisième au dixième jour; bien rarement ce terme est dépassé. L'expulsion des pellicules blanchâtres amène souvent la guérison de la maladie; mais il ne faudrait pas trop se flatter sur cette simple évacuation, car ces membranes se forment de nouveau dans certains cas avec une rapidité extraordinaire et le malade meurt au moment où on le croyait guéri. Le croup peut se terminer, avons-nous dit, par le retour à la santé : cette issue favorable est annoncée par l'éloignement des accès, par la diminution de la toux, par l'expectoration de crachats qui ressemblent à ceux du catarrhe, quoique moins épais. La convalescence s'établit alors d'une manière extrêmement rapide; la toux, qui persiste quelquefois, est facilement guérie. Quand la terminaison doit être favorable, on voit les symptômes s'amender dès les premiers jours; mais la maladie a toujours une issue malheureuse lorsqu'elle présente les caractères effrayants dont nous avons tâché de donner une idée. La mort a lieu par une sorte d'asphyxie, non par une asphyxie complète puisque les membranes formées dans le larynx et la trachée n'obstruent pas assez bien ces canaux pour empêcher tout-à-fait l'air d'y pénétrer, mais par suite d'un trouble profond dans l'exercice des fonctions respiratoires, par une véritable altération du sang.

Le croup se trouve souvent compliqué par d'autres maladies, soit de la bouche, soit du larynx, soit de la poitrine. Il règne quelquefois épidémiquement, et c'est alors surtout qu'il présente des complications. Le pronostic acquiert alors beaucoup plus de gravité ; mais, généralement parlant, on peut dire que le croup est une affection très-grave. Il se présente plus fréquemment chez les garçons que chez les filles : nous trouvons dans un traité fort remarquable sur ce sujet que le rapport des malades du sexe masculin à ceux de l'autre sexe est de 54 à 37. Cette affection peut atteindre des individus de tous les âges : on a vu, quoique rarement, des enfants à la mamelle en être frappés, des adultes et même des vieillards. L'illustre américain Washington, l'ami de Lafayette, fut emporté par le croup à l'âge de soixante-huit ans. Mais c'est particulièrement sur des enfants de deux à sept ans que sévit le croup. On regarde comme des causes prédisposantes l'humidité, les variations brusques de température, le refroidissement des pieds ou du corps, l'exposition à l'air de la nuit, l'usage de boissons froides lorsque le corps est en sueur, le chant forcé, etc. Le croup a paru, dans quelques circonstances, se communiquer par contagion, et bien que ces faits aient été contredits, il suffit du plus léger doute pour qu'on doive se hâter d'isoler les enfants malades.

Le précepte que nous venons d'établir, joint à la recommandation des soins hygiéniques proposés pour la coqueluche, constitue toute la formule du traitement préventif du croup. Quant au traitement de la maladie elle-même, on doit agir très-activement, puisque, d'après ce que nous avons déjà vu, elle a une marche fort rapide. Si donc le malade est dans un état fébrile très-prononcé, caractérisé par la rougeur du visage, par la gêne de la respiration, par le développement du pouls, s'il y a des symptômes d'asphyxie, on ne doit point hésiter à faire une ou plusieurs applications de sangsues sur les côtés du cou, ou à la partie supérieure de la poitrine. En même temps que des cataplasmes émollients sont placés sur le cou, on promène des sinapismes sur les jambes ou on fait prendre au malade des bains de pieds sinapisés. Les vomitifs sont, avec les applications de sangsues, les médicaments les plus efficaces pour arrêter la marche du croup. L'ipécacuanha est employé de préférence quand le malade est faible ou quand il a la diarrhée. Le tartre stibié, administré à haute dose dans une potion (20 à 30 centigr. pour 90 à 120 gramm. d'eau de tilleul, à prendre par cuillerées d'heure en heure), réussit merveilleusement lorsque la fièvre a été dissipée par les émissions sanguines; mais il faut s'abstenir des vomitifs tant que l'état fébrile persiste. Le calomel à doses fractionnées, un ou deux centigram. de demi-heure en demi-heure, incorporé dans de la confiture, de la gomme ou du sucre en poudre, qu'on a le soin de laisser fondre dans la bouche, est un médicament dont les effets sont très-heureux. On frictionne ordinairement en même temps le cou avec 5 ou 6 grammes d'onguent mercuriel double. Le calomel ne doit point être employé chez les malades qui ont la diarrhée, et on doit en suspendre l'emploi dès qu'on aperçoit un commencement de salivation. Les médicaments antispasmodiques sont fort utiles lorsque les symptômes inflammatoires ont disparu : l'asa-fœtida, le camphre, l'éther, le zinc, sont les principaux. On emploie avec avantage la potion suivante : asa-fœtida, 8 gram.; acétate d'ammoniaque, 30 gram.; eau de pouliot, 90 gram. Lorsque l'inflammation a disparu, on applique quelquefois des vésicatoires, soit sur les côtés du cou ou sur la nuque, soit derrière les oreilles ou sur la partie supérieure de la poitrine. Les bains, à la température de 36 à 38 degrés, prolongés au moins pendant une heure et répétés tous les jours, calment souvent l'agitation et le spasme des malades. Nous n'avons parlé jusqu'à présent que du traitement général; mais nous ne devons pas oublier le traitement local, qui a été vanté à juste titre par des médecins distingués. Il consiste à porter de très-bonne heure dans la gorge, sur les pellicules blanchâtres qui la tapissent, un mélange par parties égales de miel rosat et d'acide chlorhydrique pur, de la poudre d'alun calciné, du calomel, ou enfin une solution de nitrate d'argent (une partie sur quatre parties d'eau distillée). On se sert, pour porter ce liquide sur les parties malades, d'une longue tige de baleine à laquelle se trouve fixée une éponge. Quand on veut employer la poudre d'alun ou le calomel, on les place dans un tube de bois creux ou de verre, qu'on introduit dans la bouche du malade, et qu'on insuffle avec précaution. On pourrait, en cas de besoin, se servir de plusieurs tuyaux de plume rentrés les uns dans les autres pour faire une longueur convenable. Enfin, quand tous les médicaments ont échoué, et que l'asphyxie est imminente, il reste une dernière ressource dans une opération que le médecin seul peut pratiquer. Nous ne la signalons ici que pour prévenir les parents de la nécessité où ils se trouvent d'appeler promptement le médecin, car lui seul est juge de l'opportunité de l'opération, et nous devons le dire, malheureusement dans le plus grand nombre des cas la volonté du médecin est paralysée par la crainte et l'hésitation des gens du monde, et quand on lui permet d'agir, il est trop tard; l'enfant, profondément affecté, succombe quelques heures après l'opération la mieux dirigée.

Nous n'avons parlé que du croup dégagé de toute complication; nous n'avons point en effet à nous occuper ici du traitement des diverses affections qui peuvent venir l'aggraver.

AFFECTIONS DE LA PEAU.

Si nous voulions passer en revue les maladies de la peau qu'on observe chez les enfants, nous serions obligé de recommencer un travail que nous avons déjà fait (1). Nous nous occuperons donc seulement des maladies qui sont pour ainsi dire spéciales aux enfants, la *rougeole*, la *scarlatine*, la *vaccine* et la *teigne*.

ROUGEOLE.

La rougeole est une affection aiguë et contagieuse, caractérisée par une éruption de petites taches rouges légèrement élevées, qui, séparées d'abord les unes des autres, se réunissent bientôt pour former des plaques à peu près en demi-lune, entre lesquelles on voit des intervalles de peau non attaquée.

L'invasion de la maladie s'annonce par les signes suivants : le malade éprouve un certain état d'abattement, de malaise, de courbature dans les épaules, les bras et le dos, une pesanteur de tête extrême; le rhume de cerveau se dessine avec tous ses caractères : éternuments, écoulement de liquide par les narines, rougeur des yeux et larmoiement; toux venant quelquefois par quintes, mal de gorge, soif assez vive, nausées, constipation, etc. Chez les jeunes

(1) Voir *Hygiène et Maladies de la Peau*, par H. GROSILHES, 1 vol. in-8°, orné de seize planches coloriées. Prix, 5 fr.

enfants, il y a même parfois des convulsions et du délire. Cet état fébrile dure trois ou quatre jours.

Au bout de ce temps, l'éruption apparaît, d'abord au visage, puis au cou, à la poitrine et aux membres. Dans l'espace de trente-six heures l'éruption est terminée, et dès le sixième jour, la face, qui avait été atteinte la première, perd un peu de sa rougeur, puis de plus en plus jusqu'au neuvième jour environ, où une teinte jaunâtre est venue la remplacer. Enfin la maladie disparaît, et la peau se détache souvent par petites écailles, à la suite d'une vive démangeaison.

A mesure que l'éruption se dessine, le pouls perd de sa force et de sa fréquence, tandis que la soif, la toux, etc., semblent, au contraire, augmenter d'intensité, et ne disparaissent guère qu'avec l'éruption.

La rougeole suit ordinairement cette marche; il ne faudrait pas croire cependant que ses caractères soient toujours aussi tranchés : quelquefois, en effet, l'éruption est très-faible, quelquefois très-considérable : tantôt la rougeur est très-prononcée, tantôt elle est très-pâle. C'est l'ensemble des signes donnés qui déterminera la connaissance de cette affection.

Il est bon de avoir que souvent, vers la fin de la maladie, il y a des saignements de nez et de la diarrhée. Ces accidents, loin d'être effrayants, sont au contraire favorables, car ils semblent hâter la convalescence comme s'ils achevaient d'entraîner au-dehors le principe de la maladie.

Lorsqu'elle est simple, cette affection ne peut pas être considérée comme très-grave; mais lorsqu'elle arrive chez des enfants déjà atteints d'une maladie organique ou d'une de ces affections nombreuses qui la compliquent si souvent, elle mérite la plus sérieuse attention, bien que, dans les cas d'issue funeste, on doive attribuer ce malheur à la complication et non à la rougeole elle-même. Le plus souvent donc elle se termine par le retour à la santé; mais quelquefois la convalescence se prolonge et les malades conservent pendant un temps plus ou moins long des inflammations aux yeux, aux oreilles avec un peu de surdité, quelques maux de gorge avec enchifrènement, des glandes au cou, etc. Dans presque tous les cas il y a de la toux avec expectoration catarrhale, et quelquefois, mais moins souvent, enflure aux pieds et aux jambes.

Les enfants, surtout après la première dentition, sont plus sujets à la rougeole que les adultes, et ceux-ci y sont plus sujets que les vieillards. Elle se montre dans toutes les saisons, mais le plus souvent, surtout quand elle règne épidémiquement, vers la fin de l'hiver, pendant le printemps et l'automne. C'est une opinion généralement répandue, que la rougeole n'attaque jamais deux fois la même personne; il importe de rectifier ces idées malheureusement fausses, car il est bien reconnu aujourd'hui qu'elle peut récidiver. En général, cependant, l'homme n'est sujet à cette affection, qu'une fois en sa vie.

Comment se transmet la rougeole? Il est bien difficile de répondre à cette question; et si la nature, et surtout le but de cet ouvrage ne nous le défendaient, nous pourrions faire de belles et longues phrases qui se termineraient par cette courte conclusion : nous n'en savons rien. Comme dans presque toutes les maladies contagieuses, ce *quelque chose* qui la produit échappe à toutes nos investigations. Nous voyons la contagion se produire sous nos yeux; quelquefois même nous lui servons d'intermédiaire, car on a vu des personnes qui, à la suite de rapports indirects avec les enfants atteints de la rougeole, transmettaient cette affection à d'autres enfants, bien qu'elles fussent elles-mêmes parfaitement saines; mais le principe contagieux, quel est-il? c'est là qu'est le mystère.

Traitement. — Quand, dans une famille, il y aura plusieurs enfants, et que l'un d'eux aura la rougeole, la première indication sera d'éloigner au plus tôt ceux qui ne seront pas atteints, surtout si la maladie règne épidémiquement, car elle se propage parfois avec une rapidité désespérante.

Quand la rougeole est *simple*, le malade, mis à la diète, doit garder le lit; il fera usage pour boisson d'infusion de violettes, ou de mauve, ou de bourache, etc., qu'il prendra tièdes. Il évitera tout ce qui pourrait lui occasionner du refroidissement; mais nous recommandons expressément qu'on ne le surcharge pas trop de couvertures, comme on est malheureusement porté à le faire, sous le prétexte absurde de favoriser l'éruption. On aura la précaution de fermer les volets de la fenêtre, ou de tirer les rideaux du lit, afin d'éviter au malade une lumière trop vive. Si le rhume de cerveau, si la toux devenaient trop insupportables, le malade prendrait par cuillerées un looch blanc diacodé, quelques pastilles d'ipécacuanha,

Lorsque les malades entrent en convalescence, on doit leur recommander quelques précautions sur lesquelles nous avons l'habitude d'insister fortement. Ils ne doivent pas s'exposer à l'air trop tôt, surtout avant que la peau qui se détache ne soit complétement tombée. Lorsqu'ils commencent à prendre des aliments, ils doivent en user avec la plus grande réserve ; car de leur conduite à cet égard dépendra la facilité de leurs digestions et la solidité de leur convalescence. Quand la toux persiste assez longtemps pour devenir inquiétante, nous recommandons l'application d'un vésicatoire au bras entretenu pendant quelques jours.

Tel est le traitement de la rougeole lorsqu'elle marche dans toute sa simplicité ; mais quand elle se complique, les indications changent naturellement selon le genre de complications. Lorsque l'éruption a de la peine à se faire, lorsque sa couleur pâlit, lorsque surtout elle disparaît subitement vers les premiers jours, il importe avant tout de la provoquer ou bien de la ramener. On emploiera avec avantage, dans ce cas, une forte infusion bien chaude de bourache, quelques bains chauds pris à côté du lit afin de ne pas exposer le malade au refroidissement, mieux encore, des bains de vapeur. Des sinapismes promenés sur la surface du corps rendent, dans certains cas, d'éminents services. L'ipécacuanha, en pastilles à la dose d'une chaque heure pour les enfants, est encore fort utile. Mais tous ces médicaments ne doivent être employés que lorsque le malade n'a aucune inflammation intérieure : dans ce dernier cas il faudrait, pour ramener l'éruption à l'extérieur, user de moyens externes, et nous avons vu un bon nombre de fois mettre en usage l'urtication avec le plus grand succès.

Voici la manière dont on l'administre : Les mains armées de gants, on prend une poignée des tiges les plus longues de la petite ortie, qui est plus favorable pour cela que la grande, et on en frappe à petits coups la partie sur laquelle on veut faire revenir l'éruption. Peu d'instants après il se manifeste de petites élevures à la peau, qui disparaissent assez rapidement, trop tôt même pour produire l'effet désiré, si on s'en tenait à une seule fustigation ; il faut donc la pratiquer plusieurs fois, afin d'amener à l'extérieur une excitation suffisante, et par suite un salutaire changement dans l'état du malade. Que l'on ne s'effraie pas de cette médication, qui n'a rien de bien douloureux, et dont on n'aura qu'à se louer dans tous les cas.

Nous avons dit que pendant la rougeole il survenait parfois quelques complications, ou que ces dernières arrivaient à la suite ; ce sont le plus souvent une fluxion de poitrine, quelquefois une inflammation des intestins, une fièvre cérébrale, etc. Ce serait sortir complétement de notre sujet que nous occuper de toutes ces complications dont on trouvera ailleurs l'histoire (1).

SCARLATINE.

(Fièvre pourpre, fièvre rouge.)

De même que l'affection précédente, la scarlatine est une maladie générale et contagieuse ; elle est caractérisée par de la fièvre et par une éruption de petits points rouges qui s'étendent bientôt et prennent la forme de larges taches de couleur rouge de framboise, qui commencent ordinairement à la face, au cou et envahissent bientôt tout le corps. Cette maladie offre un caractère très-distinctif : c'est une douleur à l'intérieur de la bouche, au gosier.

Beaucoup moins fréquente que les autres fièvres éruptives, celle-ci attaque rarement les enfants à la mamelle et les vieillards ; c'est l'âge de trois à six ans qu'elle semble préférer. Aucune saison ne lui est contraire, et l'automne surtout lui est favorable. Plusieurs auteurs ont nié que la scarlatine fût une maladie contagieuse ; il faudrait cependant se garder de le croire, sa contagion est trop bien reconnue aujourd'hui pour qu'on puisse la révoquer en doute. Disons, toutefois, que la contagion de la scarlatine est bien moins prononcée que celle de la rougeole et de la variole ; il est extrêmement rare que le même individu éprouve plusieurs fois cette affection. La scarlatine est souvent épidémique dans certaines contrées.

C'est ordinairement de trois à dix jours après s'être exposé à la contagion qu'on voit apparaître la scarlatine. Tout-à-coup, le plus souvent vers la fin du jour, le malade éprouve ce malaise plus ou moins marqué qui caractérise le début de toutes les affections aiguës : abattement, légers frissons, perte d'appétit, soif assez vive, douleurs dans les reins et dans les jambes, nausées et même vomissements,

(1) Voir la note de la page 33.

surtout bilieux. Le fond de la langue est couvert d'une matière tantôt blanche, tantôt jaunâtre : la pointe et les bords sont rouges. Les amygdales ainsi que la gorge deviennent à leur tour rouges et gonflées, et il y a impossibilité d'avaler ; tandis que la peau est chaude, les pieds sont froids. Quelquefois le malade ressent de violents bourdonnements d'oreilles, et pendant quelque temps il y a une espèce de surdité. Dans certains cas l'accablement redouble, et le malade tombe dans une sorte d'assoupissement, d'évanouissement prolongé ; d'autres fois l'état contraire se manifeste, il est en proie à une agitation extrême qui peut aller même jusqu'au délire.

Cet état est variable dans sa durée, de douze heures à quatre jours. Le plus souvent il ne se prolonge pas au-delà de quarante-huit heures.

Enfin l'éruption apparaît : débutant le plus ordinairement par le cou et la face, dans l'espace de vingt-quatre heures le corps en est couvert. Ce sont d'abord de petits points rouges en quantité innombrable, et qu'on a comparés, avec juste raison, à des piqûres de puce sur le point de disparaître. Séparés par des intervalles de peau saine, on les distingue parfaitement ; mais bientôt cette peau devient rouge à son tour, se tuméfie, et on n'aperçoit plus que de larges taches d'un rouge dont la teinte varie, mais qui, le plus souvent, ressemble à celle du jus de framboise. Puis, sur cette couleur uniforme on voit de petits points d'une teinte plus foncée qui peuvent aller jusqu'à la grosseur d'une lentille. On dirait que le corps a été coloré avec du jus de framboise, et qu'on a jaspé par-dessus une couleur pour former ce remarquable pointillé. C'est surtout le soir, et du troisième au quatrième jour que cette coloration est plus vive. Elle est aussi plus intense vers les régions du corps sur lesquelles le malade se repose, ainsi qu'aux plis des articulations. Il n'est pas rare, tandis que la peau est sèche, tendue et sensible, de voir se manifester un prurit insupportable. Ordinairement, pendant cette période de l'éruption, les articulations des pieds et des mains deviennent le siége d'un gonflement qui empêche tous leurs mouvements, soit de flexion, soit d'extension. La fièvre se maintient, la peau est toujours sèche, et il y a peu de sueurs. Ce dernier signe est très-important, car les suites de la scarlatine sont moins à redouter pour les malades qui transpirent. Il y a toujours douleur et rougeur de la gorge, la parole est embarrassée, la voix rauque.

Ce second état de la maladie est sujet aussi à des variations de durée qui dépendent du plus ou moins d'avancement de l'éruption : celle-ci augmente ordinairement d'intensité pendant trois ou quatre jours; puis il y a un temps d'arrêt pendant deux jours, ou bien elle commence à diminuer et à disparaître vers le septième. On voit donc que cette seconde période a duré environ six jours dans les cas ordinaires; mais, nous l'avons déjà dit, elle peut finir plus tôt.

Enfin l'éruption est terminée, elle change de couleur, peu à peu devient plus pâle, jusqu'à ce qu'enfin elle disparaisse tout-à-fait.

Nous voici au troisième état de la maladie : l'éruption disparue, la fièvre cesse à son tour, la peau perd sa chaleur, le pouls revient à son état habituel, enfin toutes les fonctions semblent reprendre leur équilibre. C'est alors que, sur le cou, à la face, et insensiblement sur les autres parties, on voit la peau se détacher, tantôt sous forme de petites pellicules semblables à de la farine, tantôt sous forme d'écailles. Quelquefois, à l'extrémité des membres, on la voit s'enlever par larges bandes, et il n'est pas rare de retirer des doigts entiers semblables à des doigts de gant. Chez une jeune et jolie demoiselle de 17 ans soignée par nous il y a deux ans, pour une scarlatine assez intense, qui guérit parfaitement, la desquamation des pieds et des mains s'opéra d'une manière très-remarquable. La peau se détacha d'une seule pièce, semblable à ces peaux de couleuvre qu'on trouve quelquefois dans les champs, lorsque, selon l'expression du vulgaire, ces reptiles ont fait peau neuve. Au moment de notre visite la malade était dans un accès de folle gaîté, et en nous montrant ses dépouilles d'un air radieux, elle s'écria : « Je n'ai pas perdu mon temps, docteur, je me suis fait une paire de gants et une paire de bottines. » Rien n'y manquait en effet, et mademoiselle X.. qui, par un aimable caprice, a voulu les conserver, nous les montrait encore il y a quelques jours.

Lorsque la maladie a été très-légère la peau se détache à peine, et même pas du tout. On peut regarder comme un très-bon signe pour la terminaison heureuse une transpiration abondante, l'écoulement de sang par le nez, une diarrhée légère, etc.

Telle est la marche de la scarlatine lorsqu'elle est simple et par conséquent légère; mais malheureusement trop souvent, surtout pendant les épidémies, il s'y ajoute des complications qui la rendent très-sérieuse; elle porte alors le nom de *scarlatine maligne*. 1° Tantôt, avant même que la fièvre se déclare, le malade éprouve de la tension, de la raideur au cou, à la mâchoire inférieure; bientôt sa voix devient rauque, il lui est presque impossible d'avaler des aliments, le passage même de la salive lui fait éprouver de la gêne. Si on regarde l'arrière-bouche, en abaissant la langue avec le manche d'une cuiller, on aperçoit une vive rougeur, les amygdales sont gonflées, et quand on essaye de calmer la soif qui est très-vive, la plus grande partie des boissons est rejetée au-dehors par les narines. L'agitation du malade est extrême; il lui semble qu'on le serre fortement à la gorge, sa tête lui paraît lourde et pesante; il a de la tendance à l'assoupissement, parfois au délire. Son état général est caractérisé par une fièvre des plus intenses, par une peau brûlante dans toutes les parties du corps. Bientôt toute l'arrière-bouche se couvre d'une matière couenneuse blanchâtre, qui quelquefois est colorée en jaune et en brun par du sang. L'haleine du malade a une odeur fétide, et si on n'était prévenu de cette circonstance on pourrait croire à l'existence de la gangrène dans cette partie. L'éruption ne suit pas la même régularité que dans la scarlatine légère : elle vient ordinairement plus tard (vers le troisième jour), et dure plus longtemps, elle peut même manquer; d'autres fois elle disparaît très-rapidement, dans les vingt-quatre heures, par exemple, et reparaît par places et à des intervalles qu'on ne peut pas déterminer. 2° Tantôt, débutant de la même manière, elle acquiert une gravité extrême au bout de deux ou trois jours, quelquefois même le premier jour. Les accidents énumérés plus haut augmentent encore d'intensité : abattement, délire, vomissements considérables, langue et lèvres sèches, couvertes d'un enduit noirâtre, diarrhée abondante, respiration presque impossible, haleine fétide, pouls très-petit et très-fréquent, enfin parfois refroidissement extrême des pieds lorsque la peau est brûlante dans toutes les autres parties du corps; tels sont les signes qui annoncent une terminaison funeste et prochaine de la maladie. 3° Enfin une foule d'autres affections peuvent venir compliquer la scarlatine, comme une inflammation du poumon, du cerveau ou des intestins, et on comprend combien la gravité en est augmentée.

Disons enfin que la scarlatine, en disparaissant, laisse souvent le malade dans un état de faiblesse assez inquiétant; d'autres fois elle lui lègue, pour marquer son passage, des inflammations des yeux, des oreilles, parfois avec surdité. Mais sa suite la plus dangereuse et la plus redoutable, c'est l'enflure qui, des pieds, se propage à tout le corps. Le plus souvent par suite d'un refroidissement, le malade éprouve un assez vif malaise, de la lassitude, impossibilité de se livrer au sommeil, diminution notable de l'urine; bientôt son visage devient bouffi, ses pieds se gonflent, et cette enflure, faisant toujours des progrès, gagne peu à peu toutes les parties du corps. Cet accident est très-sérieux et se termine souvent d'une manière malheureuse; mais lorsqu'il ne doit pas avoir de suites funestes, il ne se prolonge guère au-delà de douze jours au plus, tandis que quelquefois la mort a lieu au bout de très-peu de temps.

On voit, d'après ce qui a été dit ci-dessus, que la scarlatine se présente sous plusieurs formes et qu'elle doit éveiller au plus haut point la sollicitude des personnes qui donnent leurs soins aux malades.

Traitement. — Lorsque la maladie est simple, il n'y a presque rien à faire qu'à la laisser marcher, car elle se termine toujours d'une manière heureuse. Le malade sera mis à la diète, il prendra pour boisson ou de la limonade sucrée, ou une infusion de fleurs de mauve, ou de violettes, ou de quatre fleurs, etc. La température de la chambre dans laquelle il sera placé devra être assez douce, et on recommandera de le découvrir le moins possible. Mais une pratique contre laquelle on ne saurait trop s'élever, et qui malheureusement forme la règle de conduite de la plupart des gens du monde qui soignent des malades atteints de fièvres éruptives, c'est la détestable habitude de les accabler sous le poids des couvertures. Une jeune dame de nos clientes qui occupe un rang distingué dans le monde, fut prise il y a quelques mois d'une scarlatine très-bénigne. En prescrivant le traitement, nous recommandâmes de ne pas trop couvrir la malade. Tout alla bien pendant deux jours, l'éruption se dessinait parfaitement. Avec la certitude qu'aucun accident ne viendrait entraver sa marche et que dans peu de jours tout serait heureusement terminé, nous partîmes. Le soir même, on vint nous chercher en toute hâte; la malade que nous avions laissée, le matin, avec une fièvre modérée, était dans une agitation extrême, son pouls battait 120 fois par minute, il y avait du délire et des mouvements convulsifs. Nous interrogeâmes en vain les assistants pour connaître la cause d'un pareil changement, vraiment inexplicable, lorsque, une large saignée ayant paru nécessaire, nous voulûmes, pour la pratiquer, aider la malade à se soulever sur son lit. On ne pouvait qu'avec peine prendre dans la main le faisceau de couvertures étendues sur elle; il y avait quatre couvertures de laine et un couvre-pied. Force fut bien de nous avouer qu'une parente qui, dans le monde, passait pour avoir de *grandes connaissances en médecine*, était venue pendant notre absence et, malgré nos recommandations, avait chargé ainsi cette malade, à laquelle on avait administré presque coup sur coup plusieurs tasses d'infusion de bourache extrêmement chaude. Notre étonnement cessa alors; la cause de cette agitation, de cet état fébrile intense nous fut trop bien connue! Grâce à un traitement actif et bien dirigé, la malade guérit fort bien; mais elle paya par de vives souffrances l'avantage d'avoir une parente *qui se connaissait en médecine.*

Ainsi donc, on n'oubliera pas la prescription que nous répétons ici, de ne pas étouffer le malade sous le poids des couvertures, de lui donner des boissons peu chaudes et même froides; pour son mal de gorge, il fera des gargarismes avec l'eau de guimauve, de graine de lin ou de toute autre substance émolliente; s'il y a de la constipation on lui administrera des lavements simples ou avec de l'eau de son. Une recommandation d'une importance extrême pour les résultats de cette affection, c'est que le malade ne s'expose pas à l'air froid ou humide, ni aux courants d'air. De même, pendant la convalescence, il ne doit pas se hâter de sortir; les médecins prudents ne permettent la sortie qu'un mois au moins après la guérison, encore faut-il que le malade prenne les plus grandes précautions, surtout pendant la mauvaise saison. En négligeant ces conseils on s'expose à voir survenir, même après la maladie la plus légère, de très-graves accidents, tels que l'enflure des jambes qui peut s'étendre encore à une partie ou à toutes les parties du corps et amener des hydropisies souvent mortelles, ainsi qu'il a été dit ci-dessus.

Lorsqu'on a affaire à la scarlatine maligne, le traitement doit être énergique et varié selon les complications. Si le mal de gorge est intense, on fait une application de sangsues au cou (10 de chaque côté), au-dessous de l'angle de la mâchoire, ou, si on le peut, une saignée du bras. Dans les cas où la tête est prise, où il y a du délire, il faut faire une nouvelle application de sangsues au cou et de sinapismes aux pieds. En même temps on emploiera des purgatifs qui seront fort utiles pour favoriser le dégorgement des parties, par exemple le calomel ou mercure doux, à la dose de 50 centigrammes prise en trois fois, à une heure de distance, dans un peu de confiture ou de miel, selon que le malade pourra avaler. Si, par suite de l'inflammation, la gorge s'est recouverte d'une matière blanchâtre, il faudra faire gargariser le malade deux fois par jour, avec la solution suivante : Eau distill. de laitue, 250 grammes; alun, 2 gramm. ; miel rosat, 40 gramm. Si le dépôt de cette matière était assez épais et ressemblait à de la couenne, on serait obligé de cautériser légèrement ces parties, et pour cela, au moyen d'un petit pinceau, on promènerait dessus un peu d'acide muriatique légèrement étendu d'eau, ou bien on les toucherait avec un crayon de nitrate d'argent. Si on manquait de ces caustiques, à la campagne, par exemple, où les pharmaciens sont quelquefois très-éloignés, on pourrait faire une forte dissolution de sel de cuisine (sel gris), et s'en servir de la manière indiquée. On a recommandé aussi, et quelquefois son emploi peut suffire, un mélange à parties égales de jus de citron et de miel. Enfin, pour débarrasser le gosier de ces fausses membranes, il est souvent utile de donner une petite dose d'ipécacuanha, et dans ce cas on choisit, comme plus facile à prendre, le sirop, à la dose de trente grammes dans une tisane, ou bien quelques pastilles, surtout chez les enfants d'une constitution faible.

La *convalescence* exige, nous l'avons déjà vu, de grands soins et une prudence extrême. On prendra fréquemment des bains tièdes, en ayant soin, comme condition principale, d'éviter la plus petite cause de refroidissement. On entretiendra la liberté du ventre par de légers laxatifs, comme le bouillon aux herbes auquel, s'il est nécessaire, on pourra ajouter 15 ou 20 grammes de sulfate de soude, les pruneaux cuits dans leur jus, etc. Il serait encore convenable de faire des frictions répétées sur les membres, surtout avec un morceau de flanelle sèche. Tous les écarts de régime seront évités avec le plus grand soin. Si, malgré toutes les précautions, il survenait l'enflure dont nous avons déjà parlé, il faudrait que le malade gardât le lit, observât la diète et prît plusieurs fois dans la journée l'infusion chaude de fleurs de sureau ou de bourache (une pincée par tasse d'eau bouillante, infusée pendant une demi-heure), ou bien la tisane chaude de chiendent à laquelle on ajoute 2 grammes de sel de nitre pour un litre, et qu'on édulcore avec du sucre au moment où on la prend par tasses. Les tisanes chaudes de pariétaire, de queues de cerise, etc., peuvent aussi être employées; mais nous accordons surtout la préférence aux bains de vapeurs, qui manquent rarement leur effet.

Enfin, nous ne quitterons pas cette maladie, si importante par les ravages qu'elle cause épidémiquement dans certaines contrées de la France, sans recommander aux personnes qui voudront s'en préserver de s'isoler autant que possible, de s'éloigner du théâtre de la maladie et des personnes qui en seront atteintes, car cette affection est contagieuse au suprême degré. Quant à celles que le devoir ou des raisons urgentes retiendront auprès des malades, nous leur indiquerons, comme moyen préservatif, l'usage de la *teinture de belladone.* Dans un liquide quelconque on en donne aux enfants d'un an 2 ou 3 gouttes matin et soir; à dix ans 10 gouttes, etc., en augmentant d'une goutte par chaque année de la personne. Nous leur recommandons de ne pas dépasser la dose, car ce médicament doit être pris avec prudence. On continue ainsi pendant dix ou douze jours; mais rien ne s'oppose à ce qu'on prolonge encore, si on le désire. Dans le cas où les personnes qui en font usage ne sont pas préservées, la maladie est, chez elles, beaucoup plus légère, et, par conséquent, bien moins dangereuse.

VACCINE.

Autrefois, pour se préserver du fléau de la petite-vérole qui faisait d'innombrables victimes, on n'avait que l'inoculation pratiquée à la manière des peuples Orientaux, lorsque, il y a une centaine d'années, un médecin anglais nommé Jenner, observateur attentif et judicieux, s'aperçut que les individus occupés à traire les vaches affectées d'une certaine éruption pustuleuse sur les pis, éruption nommée en Angleterre *cowpox* (vérole des vaches) étaient le plus souvent atteints de ces mêmes pustules, développées par suite du contact. Son attention, vivement excitée, redoubla, lorsqu'il s'aperçut que, pendant les épidémies, ces mêmes individus bravaient le fléau destructeur. La pensée lui vint aussitôt d'inoculer le pus pris sur les pustules de la vache à ceux que la petite-vérole n'avait pas encore frappés. L'expérience réussit au gré de ses désirs, la préservation fut complète. Dès ce moment le monde fut doté d'un de ces moyens merveilleux que la Providence a toujours placés à côté du mal, laissant à l'intelligence humaine le soin de les découvrir. C'est en 1798 que ce grand événement fut proclamé.

N'exagérons rien pourtant : oui, la découverte de la vaccine fut un grand événement ; grâce à elle, la mort a pu compter le nombre de ses victimes ; mais, nous devons le dire, elle n'est un préservatif absolu qu'à certaines conditions dont nous parlerons bientôt. Qu'il nous soit permis de faire entendre un cri de surprise et de douleur : nous avons vu placarder sur les murs de Paris un avis de l'Autorité offrant une prime de *trois francs* par enfant apporté aux bureaux de vaccination. Que conclure de cela ? que le nombre des naissances est bien supérieur à celui des vaccinations apparemment. Quoi, c'est au milieu du 19e siècle, dans la capitale du pays le plus civilisé du monde, que l'autorité municipale est obligée de faire appel à la cupidité pour arracher l'homme à la mort ! L'indifférence en toutes choses qui caractérise l'époque où nous vivons s'étendrait-elle jusqu'à l'instinct de la conservation ! Nous avons fait connaître le danger et les moyens de l'éviter : l'homme est placé entre le bien et le mal, qu'il choisisse !

La vaccine, qui peut être communiquée naturellement, ainsi que nous l'avons vu, aux personnes chargées de traire les vaches dans certains pays, est le plus souvent le résultat de l'inoculation. En France, cette opération est pratiquée le plus ordinairement par des médecins que le gouvernement désigne ; mais ceux-ci ne fonctionnent qu'à des époques ou des jours déterminés, dans les campagnes surtout, où ils sont quelquefois fort éloignés des communes qu'ils ont mission de desservir. Or, soit ignorance, soit préjugés, les gens du peuple ne sont pas toujours disposés, pour l'époque fixée, à faire jouir leurs enfants des bienfaits de la vaccination, et souvent, lorsque le médecin est parti, lorsque ce moyen de préservation leur manque, ces mêmes hommes recevraient avec reconnaissance, et désirent quelquefois ardemment les services qu'ils ont naguère repoussés. Tant est grande la versatilité humaine ! C'est une vérité fâcheuse, mais c'est une vérité ; et quand de pareils caprices se rencontrent encore assez souvent chez des hommes auxquels la naissance et l'éducation sembleraient devoir donner la supériorité, est-il étonnant qu'on les remarque dans des classes que la civilisation semble avoir à peine effleurées? Cherchons donc à instruire le peuple, cherchons à détruire ses trop fatales préventions! Nos paroles trouveront peu de sympathie dans ces cœurs froids pour qui l'humanité n'est rien, pour qui le passé, le présent et l'avenir se résument en un seul mot : égoïsme; mais ceux-là nous les plaignons, et ce n'est pas ainsi que, comme médecin, nous comprenons notre mission.

Il serait donc urgent, selon nous, que l'inoculation de la vaccine devînt une opération populaire, afin qu'à toute heure, à chaque instant on pût la pratiquer. Elle est d'ailleurs tellement simple, que le concours du médecin n'est vraiment pas nécessaire.

Supposons qu'on ait du vaccin frais, c'est-à-dire fourni par le bras d'un individu nouvellement vacciné : c'est ordinairement du cinquième au huitième jour de l'éruption que le virus est éminemment propre à l'inoculation, plus tard il aurait perdu de sa vertu. Au moyen d'une lancette, ou à son défaut d'une aiguille à coudre, d'une épingle bien aiguë, on perce la pustule vers son centre, afin d'éviter l'écoulement du sang, et lorsque ces instruments sont garnis du virus, on les approche du bras à inoculer, vers la partie supérieure et externe. La peau étant alors tendue le plus possible au moyen de la main gauche, l'épiderme est légèrement divisé par une piqûre, on glisse au-dessous la pointe de l'instrument horizontalement placé, et on la laisse en position durant quelques secondes, en ayant la précaution de veiller à ce que le virus pénètre dans la piqûre. En agissant ainsi, et ne poussant pas trop fort la pointe, il est rare que du sang s'écoule; ce qu'il est important d'éviter. On fait ordinairement trois ou quatre piqûres, afin que le succès de l'opération soit plus assuré; car toutes les piqûres ne sont pas suivies de pustules, surtout dans l'âge adulte, mais une seule de celles-ci suffit pour la préservation de l'individu. On vaccine ordinairement le bras; mais cela n'est pas d'une absolue nécessité, et on pourrait, s'il le fallait, vacciner sur toute autre partie du corps. Il est important de choisir une partie couverte, à cause des cicatrices que les pustules laissent toujours à leur suite.

L'opération terminée, il ne se passe rien d'extraordinaire pendant trois jours environ, la petite plaie est cicatrisée; mais vers le quatrième, on aperçoit à cet endroit, déjà légèrement élevé, une rougeur d'abord claire, qui devient plus foncée le lendemain, en même temps que l'élévation augmente. Vers le septième jour le bouton grossit, devient d'un blanc mat, puis argenté; il renferme un liquide transparent qui, nous l'avons dit, possède toutes les conditions pour l'inoculation. Au neuvième jour la vésicule a atteint son plus grand degré de développement, le cercle rouge qui l'entoure à la base semble augmenter d'intensité, la tuméfaction est plus prononcée et l'inflammation qui existe quelquefois amène la formation de plusieurs petits boutons autour de la vésicule vaccinale. C'est alors que le malade éprouve des démangeaisons, de la pesanteur dans le bras, enfin un état fébrile dont il faut être bien prévenu, afin de ne pas être effrayé pour les conséquences, car cet état disparaît sans que le malade ait même eu besoin de garder le lit. L'inflammation diminue et s'éteint vers le onzième jour : le cercle rouge qui entourait le bouton se rétrécit, et celui-ci commence à prendre une couleur brunâtre, c'est le commencement de la dessiccation ; puis la tuméfaction, le cercle rouge s'effacent peu à peu et le bouton vaccinal est changé en une croûte de couleur jaune brun, qui vers le quatorzième jour devient aussi dure que de la corne. Enfin, du vingtième au vingt-sixième, elle se détache et laisse à sa place une cicatrice ronde, comme gaufrée, qui ne s'efface jamais.

Telle est la marche de l'éruption vaccinale lorsque le virus inoculé a été pris convenablement, ainsi qu'il a été dit ; mais lorsque le vaccin est trop vieux, il survient souvent ce qu'on appelle une *fausse vaccine*. Celle-ci est facile à reconnaître en ce qu'elle marche avec une rapidité extrême, au point qu'elle a acquis presque tout son développement à l'époque où la véritable vaccine commence à se montrer, et qu'elle dure rarement plus de huit jours. Il y a d'ailleurs un caractère tellement prononcé qu'il est impossible de le méconnaître. Dans la véritable vaccine le bouton est aplati et creusé en ombilic ; dans la fausse vaccine, au contraire, il y a une pointe très-prononcée.

Si une épidémie de variole venait à se déclarer et qu'on n'eût pas de vaccin convenable, comme cela arrive le plus souvent, nous n'hésitons pas à conseiller de suivre l'exemple des peuples Orientaux, c'est-à-dire d'inoculer aux individus non vaccinés le liquide contenu dans les pustules varioliques. Cette pratique pourra effrayer quelques âmes craintives ; mais l'expérience a surabondamment démontré que la petite-vérole inoculée était bien moins dangereuse que lorsqu'elle était produite par la contagion.

Nous avons dit plus haut que, vers le dixième jour, au moment où les vésicules sont le plus développées, les malades éprouvaient une démangeaison tellement forte qu'ils ne pouvaient pas s'empêcher de se gratter ; il arrive dans ce cas de singuliers accidents : les vésicules déchirées laissent échapper le virus qui, porté par les ongles des malades sur des parties dont ils viennent d'enlever l'épiderme, donne naissance à des boutons de vaccine d'une étendue quelquefois considérable.

La vaccine est une affection tellement simple qu'elle ne réclame pour ainsi dire aucun traitement. C'est à sa propre raison que chacun doit en appeler dans ce cas. Nous conseillons seulement de modérer l'alimentation pendant sa durée.

Quelques personnes trouveront peut-être que nous nous sommes trop étendu sur ce sujet ; mais la vaccine a tant d'importance à nos yeux que nous ne saurions assez insister. Pourquoi, au lieu d'offrir une prime de trois francs, ne pas imiter certains états, la Prusse par exemple, qui forcent leurs sujets à faire vacciner les enfants! et qu'on ne nous parle point ici de liberté ; assez d'autres questions réclameraient en France toute l'application de ce mot sacré, de grâce n'en abusons pas. Non, la liberté ne commande pas le sacrifice de la santé publique, non, ce ne serait point faire du despotisme que de sauver l'homme malgré lui !

Abordons en terminant une question d'une importance extrême : la petite-vérole peut-elle se développer chez les personnes qui ont été vaccinées ? Longtemps on a nié cette possibilité, soit à cause de la rareté des cas, soit dans la crainte d'effrayer le public et de lui faire perdre sa confiance dans l'efficacité de la vaccine ; mais aujourd'hui que des faits bien constatés sont venus démontrer l'apparition de la variole malgré une vaccine précédente, le médecin serait coupable s'il gardait le silence, il doit dire toute la vérité ; il le doit à sa conscience, il le doit aux intérêts sacrés de l'humanité dont la défense lui a été confiée. Expliquons-nous donc, afin que le découragement et la frayeur ne pénètrent pas dans les âmes, afin que personne ne s'endorme dans une trompeuse sécurité. Oui, la vaccine est un préservatif incomplet de la variole, radicalement parlant. Il est démontré aujourd'hui, en effet, que son action ne se prolonge pas durant toute la vie d'un homme, qu'elle s'use peu à peu, et qu'un moment arrive où elle cesse complétement ; alors l'individu est dans les conditions où il se trouvait avant d'être vacciné, il est accessible à la contagion variolique et peut en être infecté. Est-ce à dire que la vaccine est inutile et que l'on peut s'en passer? Ce serait un épouvantable malheur si cette opinion était adoptée. — Un homme âgé de trente ans est frappé par la variole : le public ne voit là qu'un fait dans toute sa brutalité, un homme atteint actuellement par la variole malgré la vaccination qu'il a subie dans son enfance ; mais il ne voit pas que cet homme a été préservé pendant trente ans, bien qu'exposé maintes fois à la contagion, et parce qu'il sera venu un moment où cette action préservatrice aura cessé, faut-il nier son existence? Arrêtons-nous; car personne ne voudrait soutenir une opinion aussi absurde, et il ne faut pas, à l'exemple de Don Quichotte, faire la guerre à des moulins à vent.

La découverte de la vaccine est un des plus grands bienfaits que Dieu ait envoyés à l'homme. Les terribles épidémies qui mettaient la population en coupe réglée ont presque totalement disparu, et si de loin en loin il en apparaît quelqu'une, due le plus souvent à l'incurie des classes inférieures des villes ou à l'ignorance apathique des habitants des campagnes, la mortalité, d'après un médecin qui a fait l'histoire de ces épidémies, est cent cinquante fois plus grande chez les individus non vaccinés que chez ceux qui ont subi cette opération. Chez ceux-ci, en effet, bien que la préservation absolue cesse à une certaine époque, la vaccine a encore le pouvoir de modifier tellement la maladie variolique, que cette affection devient ordinairement d'une légèreté extrême, au point de fournir comparativement le résultat que nous avons fait connaître. Cela est si vrai que, de temps immémorial, les peuples Orientaux, dans le but de diminuer la violence de la maladie, inoculaient la variole à ceux qui n'en étaient pas encore atteints, surtout pendant les épidémies. Ils se trouvaient parfaitement de cette pratique, qui, introduite en Angleterre, plus tard en France, fut mise en usage jusqu'à la découverte de la vaccine. Résumons-nous donc et répétons assez haut pour être entendu de tout le monde : La vaccine, administrée dans le jeune âge, ne peut point servir de préservatif pendant toute la vie ; son action s'affaiblit et se perd peu à peu. La prudence fait donc un devoir à toute personne de se soumettre une fois au moins à la revaccination.

A quel âge est-il prudent de faire renouveler cette opération?

Des observations attentives auxquelles on s'est livré il résulte que la petite-vérole n'est guère arrivée que de douze à quinze ans après la vaccination ou après une première invasion. C'est donc sur ces données que chacun doit régler sa conduite, Et qui pourrait donc hésiter à prendre assurance contre le fléau? La vaccination est une opération innocente, la variole une maladie grave et souvent mortelle.

TEIGNE.

Diverses éruptions, chez les enfants, notamment les *croûtes de lait*, sont confondues par les gens du monde sous le nom de *teigne*. Occupons-nous seulement ici de l'affection qui, à l'exclusion de toutes les autres, doit porter ce nom.

Elle est caractérisée par le développement de boutons bientôt recouverts de croûtes jaunes, creusées dans leur milieu en forme de godet, d'une odeur repoussante, et attaquant les cheveux de manière à amener leur chute complète. On la voit dans le plus grand nombre des cas chez les enfants, mais trop souvent aussi on est appelé à l'observer chez les adultes, quelquefois même chez les vieillards. Elle sévit indistinctement sur les deux sexes, mais surtout chez les personnes malpropres, misérables ou d'une mauvaise constitution. On est aujourd'hui d'accord pour reconnaître qu'elle peut être transmise par hérédité. Elle est évidemment contagieuse : c'est un fait qu'on est trop souvent appelé à constater pour le révoquer en doute. Que d'exemples n'a-t-on pas eus sous les yeux d'individus qui avaient contracté la maladie pour s'être servis des peignes, des bonnets ou des chapeaux appartenant à des personnes atteintes de la teigne!

Nous avons dit qu'elle commençait par une éruption de boutons pustuleux; mais ce début de la maladie échappe souvent, si l'on n'y apporte pas une attention extrême, à cause de la petitesse de ces boutons et de la promptitude avec laquelle ils se convertissent en croûtes qui prennent bientôt la forme particulière déjà indiquée. Ces croûtes, petites d'abord, augmentent insensiblement de volume; elles sont molles et jaunâtres comme du miel; les cheveux tombent ou se collent les uns aux autres, ceux qui sont entourés par les croûtes se dessèchent et se racornissent. Pour peu que la maladie soit abandonnée à elle-même, les croûtes se réunissent et forment des espèces de plaques ; ces plaques, à leur tour, se confondent et la tête entière peut être recouverte par une sorte de calotte d'un aspect repoussant, sur laquelle on voit grouiller quelquefois une quantité prodigieuse de poux. Joignez à cela une odeur nauséabonde qu'on a nommée *odeur de souris*, et vous aurez une idée assez juste de l'état d'un teigneux à son plus haut degré.

Quand les croûtes sont restées longtemps en place, ce qui peut durer des mois, même des années, elles perdent leur couleur, deviennent blanchâtres et finissent par se détacher de la tête ; mais bientôt, à la place qu'elles occupaient, on voit sortir de nouvelles pustules, et la maladie se reproduit avec toutes les circonstances que nous avons décrites.

Lorsque l'affection est ancienne et dans sa plus grande extension, il est facile de comprendre, d'après le tableau que nous en avons tracé, quel insupportable malaise doivent éprouver ces malheureux ; aussi les voit-on, dans le but d'alléger leurs souffrances, tantôt se serrer fortement la tête avec leurs deux mains, tantôt se gratter violemment, se déchirer avec leurs ongles. Ces manœuvres semblent leur causer un indicible plaisir ; mais bientôt ils éprouvent une assez vive douleur, et les démangeaisons reviennent plus fortes, augmentées qu'elles sont par la quantité innombrable de poux qui pullulent presque toujours dans cette espèce de cloaque. Le malade alors perd le sommeil, devient d'une maigreur extrême, et dans ces cas, on a remarqué, chez les jeunes gens, un temps d'arrêt dans le développement. Il est assez commun de voir se former des engorgements, des glandes et de légers dépôts dans divers endroits du corps.

Il existe deux variétés distinguées par la forme des croûtes, l'une présentant des espèces d'alvéoles d'un beau jaune qu'on a comparées à celles des gâteaux de miel ; l'autre offrant des croûtes par plaques inégales et raboteuses à leur surface, dépourvues des godets qu'on remarque dans la précédente variété et ayant la forme de médaillons.

On a cru pendant longtemps que la teigne était due à une maladie des cheveux, probablement parce qu'ils tombent toujours ; mais des recherches plus attentives ont démontré que cette éruption résultait d'une inflammation des parties profondes de la peau qui recouvrent le cheveu au moment où il pénètre dans cet organe pour se porter au-dehors. Plus tard le bulbe du cheveu est détruit, et celui-ci tombe. Il importe donc d'arrêter le plus tôt possible la marche de l'affection ; car sa durée est toujours très-longue : même lorsque, dès le commencement, on a employé le traitement le mieux indiqué, il faut toujours plusieurs mois pour arriver à la guérison ; à plus forte raison doit-on s'attendre à de grandes difficultés si l'affection est ancienne, et si surtout on ne lui a opposé aucun traitement. Il arrive souvent que, à l'aide des moyens que nous indiquerons plus bas, les croûtes tombent, la maladie semble guérie, lorsque, très-peu de temps après, on la voit revenir avec tous ses caractères. C'est dire assez qu'il faut, de la part du malade, une grande constance dans l'emploi du traitement.

Lorsque la guérison doit avoir lieu, les croûtes étant tombées, on ne voit pas survenir de nouvelles pustules, la peau, au contraire, revient peu à peu à son état primitif. Dans certains cas elle ne conserve aucune trace de l'affection ; mais souvent, fortement distendue par les pustules, elle se rompt lors de la formation des croûtes, et l'on voit, après la chute de ces dernières, des cicatrices plus ou moins larges qui ne disparaîtront jamais. Malheureusement la teigne entraîne le plus souvent la perte irréparable des cheveux, et chez les malades qui sont assez heureux pour les voir se reproduire, ils n'ont presque jamais les qualités des premiers.

D'après tout ce que nous venons de voir, on pourrait croire que la teigne siége toujours à la tête ; ce serait une erreur. Cela est vrai sans doute dans l'immense majorité des cas ; mais on l'a observée quelquefois sur le front, sur les joues, sur le menton, sur les épaules, les bras, les jambes, et sur les mains même. A l'hôpital Saint-Louis de Paris, plusieurs jeunes gens qui avaient embrassé des teigneux virent survenir cette affection sur le menton et aux environs de la bouche.

La teigne n'occasionne jamais la mort, bien que ce soit toujours une maladie grave, à cause des complications qu'elle peut entraîner, à cause de sa durée. Quelquefois elle guérit d'elle-même, chez les jeunes gens, à l'époque de la puberté.

Traitement. — Il faut, avant toutes choses, s'occuper des soins de propreté : ainsi on fera couper les cheveux le plus courts possible ; et, cette opération terminée, on appliquera sur la tête des cataplasmes de farine de graine de lin ou on la recouvrira plusieurs fois d'une couche de graisse ou de cérat, dans le but de détacher les croûtes. On en vient à bout par ce moyen en peu de jours. Puis on lavera souvent la surface qu'elles recouvraient tantôt avec une décoction de graine de lin ou de racine de guimauve, tantôt avec de l'eau de savon. On ne saurait trop recommander l'usage attentif de ces premiers soins ; car nous avons vu des teignes, à la vérité légères et récentes, guérir par l'emploi exclusif de ces moyens. Malheureusement il n'en est pas ainsi dans le plus grand nombre des cas, et il faut employer une médication plus active.

Faut-il avoir recours à cette ancienne pratique dite *de la calotte*, qui consistait à recouvrir la tête avec un emplâtre agglutinatif dont l'avulsion brusque entraînait d'un seul coup tous les cheveux ? Évidemment non ; ce moyen barbare doit être proscrit à jamais dans le traitement de la teigne. On a vanté à tort et à travers une foule d'autres remèdes qui, les uns ne produisent aucun effet, les autres, au lieu de guérir la maladie, souvent l'aggravent, au contraire ; on ne saurait donc être trop circonspect dans l'emploi des moyens.

Voici celui que nous proposons après l'avoir toujours vu réussir ; on l'employait autrefois, et probablement encore, à l'hospice de la Charité de Lyon : On coupe les cheveux aussi ras que possible, et pendant cette opération, il s'en détache une certaine quantité qui ont été atteints par la maladie ; le peigne et la brosse employés avec prudence amènent la chute d'un bien plus grand nombre, qui cèdent d'ailleurs à une légère traction. Cette opération accomplie, et pour arriver à la chute des cheveux qui y auraient résisté, on recouvre la tête avec une pommade composée de : (soude du commerce, douze grammes; chaux éteinte, huit grammes; graisse de porc, trente-deux grammes). On répète souvent ces frictions, et dans un grand nombre de cas cela suffit pour la guérison. Si, au contraire, la maladie persiste, si on voit encore, sur certaines places rouges et gonflées, se développer des boutons qui annoncent le renouvellement de la maladie, il faut agir plus activement, et frictionner les parties malades et les cheveux restants, près de leur racine, avec les substances déjà indiquées, la soude et la chaux mêlées par parties égales, mais cette fois en poudre sèche.

Nous sommes assuré de l'excellence de ce traitement ; mais comme ce qui réussit chez l'un est quelquefois sans succès chez l'autre, voici une seconde prescription qui compte aussi beaucoup de guérisons : Après avoir lavé la tête du malade avec de l'eau dans laquelle on aura fait dissoudre du sulfure de potasse à la dose de quatre grammes pour un demi-litre, on applique seulement sur la partie malade une couche mince du mélange suivant : (savon ordinaire, huit grammes ; sulfure de potasse, douze grammes ; huile de pavots, seize grammes ; huile de thym, deux grammes).

Pendant le traitement, le malade aura pour boisson de la tisane de houblon ou de chicorée sauvage, de centaurée, du petit-lait, etc. ; de temps en temps il fera usage de bouillon aux herbes et prendra même quelques verrées d'eau de Sedlitz. Les bains seront aussi fort utiles. Nous le répétons en terminant, car on ne saurait trop en prévenir les malades, le traitement de cette affection est quelquefois extrêmement long, et il est d'une grande importance qu'ils ne se découragent pas.

Coulommiers. — Imprimerie de A. Moussin.

www.ingramcontent.com/pod-product-compliance
Ingram Content Group UK Ltd.
Pitfield, Milton Keynes, MK11 3LW, UK
UKHW020403230726
13925UKWH00003B/1244